老けない体に生まれ変わる 奇跡の野菜スープ

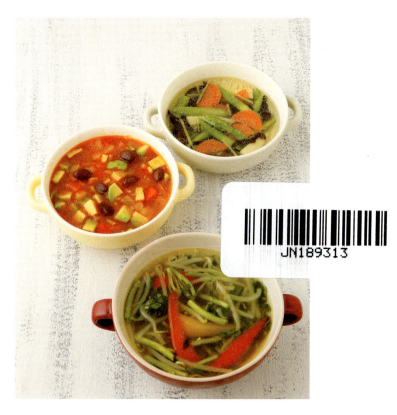

白澤抗加齢医学研究所所長
お茶の水健康長寿クリニック院長 | 白澤卓二
医学博士

栄養士・フードコーディネーター | 落合貴子

宝島社

はじめに INTRODUCTION

「見た目の若さ」と実年齢は違う。そう考えている人が多いと思います。
しかし、最近の研究では「見た目が若い」ほうが、
実際に長生きすることがわかってきました。
体の外側が若い人は、内側も若かったというわけです。

逆に言うと、**体の内側が若返れば、見た目も若返るということ。**

老けるというのは、細胞が傷つくことを指します。
そして、人間の細胞にダメージを与える物質「活性酸素」は、
年齢を重ねるごとに増えていきます。

そんな**活性酸素を除去するパワーを持つのが「奇跡の野菜スープ」。**
抗酸化力の高い野菜をスープにして食べ続けることで、
どんどん体が若返っていきます。

「野菜といえばサラダ」と思い浮かべてしまいますが、
実はサラダにするより、スープにしたほうが食べやすく、
栄養の吸収率もアップ。
野菜の成分を余すことなく摂取できるため、真の効果を発揮するのです。

ぜひ、一度トライしてみてください。そしてできれば、毎日続けてください。

抗酸化物質はがん細胞の増殖を抑える、ストレスを解消する、
血圧をコントロールするなど、あらゆる方面でよい効果があります。

食べているうちに、きっと自分の体がどんどん変わっていくのがわかるはず。

このスープの力を、少しでも多くの人に感じていただきたいと思います。
すべての人が健康で、よりよい生活を送れることを願って。

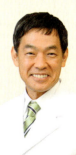

白澤抗加齢医学研究所所長
お茶の水健康長寿クリニック院長
医学博士
白澤卓二

目次 CONTENTS

2 　　はじめに

9 　　こんなにすごい！ 毎日続けたい奇跡の野菜スープ

10 　奇跡の野菜スープはココがすごい！
おどろきの効果7

12 　奇跡の野菜スープの条件は3つだけ！

13 　作る前におさえたい！ 野菜スープQ&A

14 　奇跡の野菜スープに使う 抗酸化力に優れた10種の野菜

16 　奇跡の野菜スープに使う 食物繊維をプラスする10の素材

18 　奇跡の野菜スープの効果をさらに高めるいちおし食材

20 　奇跡の野菜スープにたんぱく質を補って強い体を作る！

22 　奇跡の野菜スープにプラスしたい 発酵調味料&発酵食の健康パワー

24 　体にいい油を摂取しよう！

25 　体の調子を整えるスパイスのパワー

26 　効果プラスのトッピング

28 　奇跡の野菜スープが体によいのは「ファイトケミカル」のおかげだった！

MIRACLE VEGETABLE SOUP

- 30 基本のスープの作り方
- 31 基本のポタージュの作り方
- 32 ポタージュ便利アイテム

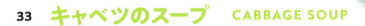

33 キャベツのスープ　CABBAGE SOUP

- 34 キャベツと押し麦のスープ
- 36 キャベツと干ししいたけの中華風スープ
- 38 キャベツとじゃがいものターメリックスープ
- 40 きざみキャベツのしょうが味噌汁
- 42 コールスロー麹スープ

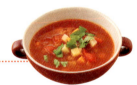

43 トマトのスープ　TOMATO SOUP

- 44 ミネストローネ
- 46 トマトとオクラの和風とろみスープ
- 48 ミニトマトのスープ
- 50 トマトと切り干しだいこんともずくの味噌汁
- 52 丸ごとトマトのにんにくスープ

53 にんじんのスープ　CARROT SOUP

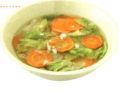

- 54　にんじんのポタージュ
- 56　にんじんとじゃがいもとたまねぎのポトフ風スープ
- 58　にんじんとココナッツのクミンスープ
- 60　にんじんとレタスのスープ
- 62　にんじんとミニトマトとしらたきの味噌汁

63 ブロッコリーのスープ　BROCCOLI SOUP

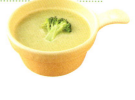

- 64　ブロッコリーとれんこんと高菜のスープ
- 66　ブロッコリーとじゃがいものポタージュ
- 68　ブロッコリーとだいこんの赤出汁
- 70　ブロッコリーのペペロンチーノスープ
- 72　グリーン野菜のカレー風スープ

73 ほうれん草のスープ　SPINACH SOUP

- 74　ほうれん草のグリーンカレー風スープ
- 76　ほうれん草ともやしのユッケジャン風スープ
- 78　ほうれん草とねぎとのりのスープ
- 80　ほうれん草の黒ごま味噌汁
- 82　ほうれん草とエリンギとザーサイの中華スープ

MIRACLE VEGETABLE SOUP

83　かぼちゃのスープ　PUMPKIN SOUP

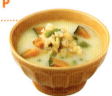

- 84　かぼちゃとルッコラのヨーグルトスープ
- 86　かぼちゃとオクラのスープカレー
- 88　かぼちゃといんげんのアーモンドスープ
- 90　かぼちゃとさつまいもとりんごのポタージュ
- 92　かぼちゃとごぼうとしめじのコロコロスープ

93　なすのスープ　EGGPLANT SOUP

- 94　ラタトゥイユスープ
- 96　なすとピーマンとたけのこのココナッツスープ
- 98　なすの山形だし風スープ
- 100　蒸しなすの冷汁風味噌汁
- 102　なすとクレソンの味噌汁

103　アスパラガスのスープ　ASPARAGUS SOUP

- 104　アスパラガスのタイピーエン風スープ
- 106　アスパラガスとしめじとそば粉ののっぺい汁
- 108　アスパラガスの呉汁
- 109　アスパラガスのクリームスープ
- 110　アスパラガスのごまけんちん汁

MIRACLE VEGETABLE SOUP

111 パプリカのスープ PAPRIKA SOUP

112 パプリカとセロリとマッシュルームのスープ

114 蒸しパプリカとにんじんのポタージュ

116 パプリカのメキシカンスープ

117 パプリカとチンゲン菜のしらたき入り黒酢スープ

118 パプリカとクレソンともやしのナンプラースープ

119 春菊のスープ SHUNGIKU SOUP

120 春菊と里いもの玄米スープ

122 春菊と長いものトロトロスープ

124 春菊とれんこんの豆乳スープ

125 春菊ともずくと豆腐の味噌スープ

126 春菊とえのきの担々スープ

この本のレシピについて

●大さじ1は15ml、小さじ1は5mlです。

●特に記載のないときは、中火で調理してください。

●スープを煮込むときは、基本的には弱火から中火です。
　吹きこぼれないように様子を見ながら、火加減を調節してください。

●本書に記載しているスープの効果には、個人差があります。

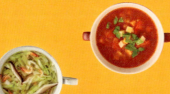

> こんなにすごい！

毎日続けたい 奇跡の野菜スープ

野菜スープを食べるだけで、若返り、病気にかかりにくくなる。
そんな話を聞いても「本当なの?」と疑ってしまいますよね。
ここでは、野菜スープが効く理由とメカニズムを解説していきます。
どんな素材がどのように体に影響を与えているのか、見てみましょう。

MIRACLE VEGETABLE SOUP

奇跡の野菜スープは
ココがすごい!

おどろきの効果 1

食べるほどに
若返る!

スープに含まれる「抗酸化物質」は、細胞を傷つける活性酸素を除去してくれます。また、糖質量も低いため、老化が進行するもうひとつの原因「糖化」を防ぐことができます。

おどろきの効果 2

がん細胞を
作らせない

私たちの体の中では、毎日5000個以上のがんの元が生まれています。活性酸素が増えると、それががん細胞に変化。抗酸化力の高いスープを飲むことで、がんの元を排除します。

おどろきの効果 3

病気に
強い体を作る

体内の免疫細胞のほとんどは腸にあります。スープに含まれる食物繊維は腸を整え、抗酸化物質は免疫細胞を強化。体に入ったウイルスや菌を撃退してくれるのです。

おどろきの効果 4

貧血を予防する

体内に活性酸素が増えると、赤血球の主成分であるヘモグロビンが減少して貧血になることも。スープに使われる野菜は、抗酸化物質のほか鉄分も豊富。血液の質を改善します。

`若返り` `がん予防` `ダイエット`

おどろきの効果7

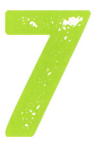

白澤先生が推奨する「奇跡の野菜スープ」。食べれば食べるほど、体が変わっていくと言われています。では、一体どんな変化があるのでしょうか? その魅力に迫ってみました。

おどろきの効果5
食べているうちにするするとやせる!

抗酸化力の高い野菜には、ファイトケミカルという優れた作用を持つ成分がたっぷり。その中には代謝を高めて、体脂肪を燃焼させるものも。無理なく自然と健康体型になれます。

おどろきの効果6
物忘れを防ぐ!

最近物忘れが多いのは、血管の老化により脳への血流が悪くなっているせいかも。抗酸化物質は血栓ができるのを防ぎ、血管を丈夫にして血液をサラサラにする効果もあります。

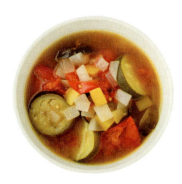

おどろきの効果7
質のよい眠りでストレス解消

ストレスは大量の活性酸素を生みます。スープなら、ストレスを和らげるファイトケミカルと抗酸化物質が同時に摂れるため、睡眠の質が上がり、ストレスホルモンも減っていくのです。

MIRACLE VEGETABLE SOUP

奇跡の野菜スープの条件は3つだけ!

どんなに体にいいとわかっていても、面倒だったら続きません。でも、実は考え方はとても単純。3つの条件さえクリアすれば、それがあなたの「奇跡の野菜スープ」なのです。

条件①

抗酸化力の高い野菜を必ずひとつ入れる

抗酸化力の高いビタミンやファイトケミカルが含まれている野菜をひとつ入れること。本誌では、おすすめの10種をセレクトしました。

条件②

化学調味料は使わない

うまみ調味料に頼ってしまっては、せっかくのよい成分が台無しです。栄養たっぷりの天然のだしや、野菜そのものの味を楽しんで。

条件③

野菜は皮のまま使う

ファイトケミカルは野菜の皮やヘタ、外側の葉など「食べにくい」部分に多く含まれています。それを捨ててしまうのはもったいない!

作る前におさえたい！野菜スープ Q&A

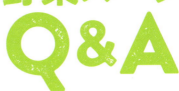

Q1 たまねぎやにんにくの皮もむかないの？

A 袋に入れて煮出します。

たまねぎの有効成分ケルセチンは、ほとんどが皮にあります。でも、食べるのはつらいですよね。お茶用のパックに皮を入れて煮出せば、成分を抽出してから簡単に取り出せます。

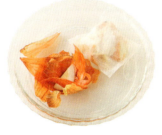

不織布のパックが便利。ない場合は、ガーゼやサラシに包んで、タコ糸でしばってもOKです。

Q2 ヘタや葉っぱはどうするの？

A 食べられそうなら食べるのが◎。苦手なら袋に入れて煮出します。

ヘタや葉っぱにも有効成分がいっぱい。できれば食べたいところですが、苦手な場合はパックで成分を煮出すだけでも十分。また、セロリの葉はトッピングに使ってもいいです。

にんじんの皮は、できればむかずに使いたいところ。ヘタは煮出すだけでもOKです。

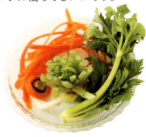

Q3 味が物足りなく感じたら？

A 慣れるまでは少しなら塩分を足してOK！

化学調味料の味に慣れている人は、少し物足りなく感じるかも。はじめのうちは塩をほんのひとつまみプラスしてOK。慣れたら徐々に減らしていきましょう。野菜の繊細なおいしさに気づくはずです。

Q4 皮に農薬がついていたらどうしよう！

A できれば無農薬野菜を使って。

せっかく皮を残していても、それが農薬まみれだったら逆効果。できれば無農薬や減農薬のものを選んでください。ていねいに作られた野菜は栄養価も高く、味も格段に上ですよ。

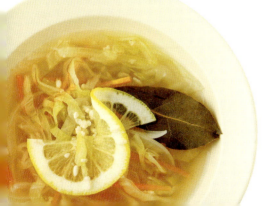

MIRACLE VEGETABLE SOUP

奇跡の野菜スープに使う
抗酸化力に優れた10種の野菜

本誌の主役となる野菜たち。どれも通年販売されていて、手に入れやすいものばかり。ここでは抗酸化以外の効果もご紹介します。

キャベツ

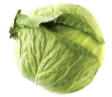

- ビタミンC
- キャベジン
- ビタミンK

胃酸の過剰分泌を抑えて、胃の粘膜を保護。コラーゲンの生成を助け、骨を丈夫にします。精神安定にも効果的。

トマト

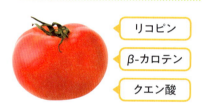

- リコピン
- β-カロテン
- クエン酸

赤い色の元はリコピンで、ビタミンEの100倍以上の抗酸化作用があります。脂肪を燃焼させ、血糖値を下げてくれます。

にんじん

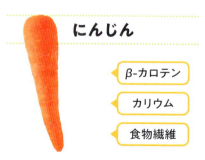

- β-カロテン
- カリウム
- 食物繊維

にんじんのβ-カロテンは、皮に多く含まれています。加熱すると吸収率がアップするので、スープにうってつけ。

ブロッコリー

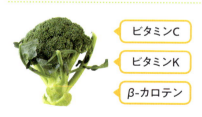

- ビタミンC
- ビタミンK
- β-カロテン

骨粗鬆症や動脈硬化の予防に役立つビタミンKがたっぷり。メラニン色素が増えるのを防ぎ、毒素を排出してくれます。

ほうれん草

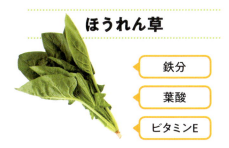

- 鉄分
- 葉酸
- ビタミンE

ヘモグロビンの材料となる鉄分や血液を作る葉酸が摂れます。抗酸化物質のビタミンEのほか、β-カロテンも豊富。

かぼちゃ

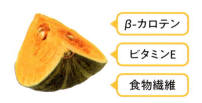

- β-カロテン
- ビタミンE
- 食物繊維

β-カロテンは免疫力を高め、がんや老化の原因になる物質を除去。体を温める効果も高いので冷え性の人におすすめ。

なす

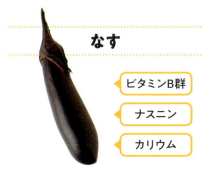

- ビタミンB群
- ナスニン
- カリウム

なすのナスニンはポリフェノールの一種で、高い抗酸化作用を持ちます。余計な塩分を排出し、むくみをとる効果も。

アスパラガス

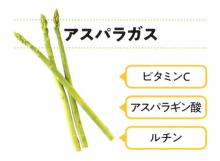

- ビタミンC
- アスパラギン酸
- ルチン

アスパラギン酸に注目。毒素や余分な水分を排出し、新陳代謝を促進してくれます。また、疲労を回復する働きも。

パプリカ

- クエルシトリン
- β-カロテン
- キサントフィル

老化予防効果の強いキサントフィルが豊富。特有の苦みはクエルシトリンで、高血圧抑制や抗うつ作用があります。

春菊

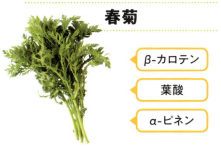

- β-カロテン
- 葉酸
- α-ピネン

独特の香りはα-ピネンによるもの。自律神経に作用して、精神を安定させる効果が。胃腸を整え、消化を促します。

15

MIRACLE VEGETABLE SOUP

奇跡の野菜スープに使う
食物繊維をプラスする
10の素材

腸に老廃物が溜まると、あらゆる病気を引き起こします。
腸内環境を整えるために欠かせない2種の食物繊維をバランスよく摂るのが理想。

しらたき・こんにゃく

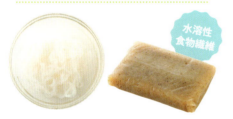

水溶性食物繊維

グルコマンナンという食物繊維が腸をお掃除。ノンカロリーなのに満腹感が高いので、ダイエットに役立ちます。

きのこ類

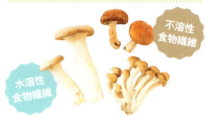

水溶性食物繊維 / 不溶性食物繊維

β-グルカンという食物繊維は、免疫力を高め、アレルギーなどを改善。ビタミンやミネラルなども豊富です。

切り干しだいこん

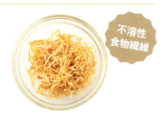

不溶性食物繊維

干すことでだいこんのうまみと栄養が凝縮。リグニンという不溶性食物繊維が、腸の善玉菌を増やしてくれます。

もずく

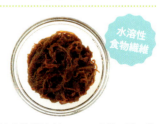

水溶性食物繊維

水に溶ける性質を持つフコイダンが、急激に血糖値が上昇するのを防ぎます。糖質を摂る前に食べるのが効果的。

押し麦

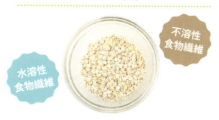

水溶性食物繊維
不溶性食物繊維

穀類では食物繊維含有量No.1。不溶性、水溶性の2種類がバランスよく含まれており、便秘の解消に役立ちます。

たけのこ（茹で）

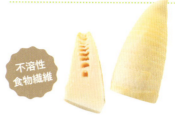

不溶性食物繊維

不溶性のセルロースが豊富。腸内で水分を吸収すると同時に、腸のぜん動運動を促進して排出を促してくれます。

長いも

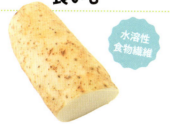

水溶性食物繊維

長いものねばねばはムチン型糖たんぱく質と呼ばれるもの。胃腸の粘膜を保護するほか、消化を助ける効果もあり。

さつまいも

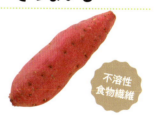

不溶性食物繊維

不溶性のセルロースが豊富。さらにヤラピンという成分には、老廃物を柔らかくし、排出を助ける働きがあります。

オクラ

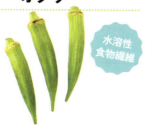

水溶性食物繊維

ぬめり成分は、ガラクタン、アラバン、ペクチンという食物繊維。腸を整えて便秘を解消し、大腸がんを予防します。

ごぼう

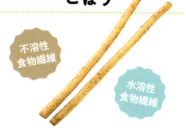

不溶性食物繊維
水溶性食物繊維

不溶性食物繊維のリグニンが、腸内に発生した発がん性物質を体外に排出。腎臓の機能を補助するイヌリンにも注目。

MIRACLE VEGETABLE SOUP

奇跡の野菜スープの
効果をさらに高める
いちおし食材

本誌のスープに登場する野菜は、それぞれに重要な役目があります。これらの素材を加えるだけで、効果が数倍にもなりますよ。

たまねぎ

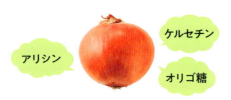

アリシン / ケルセチン / オリゴ糖

たまねぎの匂い成分は、ファイトケミカルの代表選手。ケルセチンは皮に多く含まれているので、なるべく煮出して。

じゃがいも

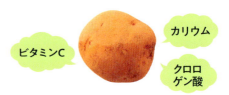

ビタミンC / カリウム / クロロゲン酸

美白に役立つビタミンCのほか、ポリフェノールの一種クロロゲン酸にも注目。特に皮に多く含まれています。

にんにく

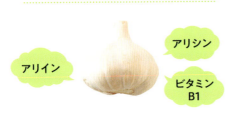

アリイン / アリシン / ビタミンB1

にんにくが持つ刺激臭の成分がアリシンとアリイン。アリシンはビタミンB1と結びついて、疲労を回復してくれます。

にら

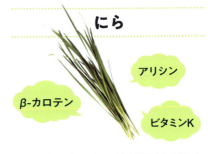

β-カロテン / アリシン / ビタミンK

にらの匂いもにんにくと同様にアリシンによるもの。そのほか、抗酸化作用や、貧血を防ぎ代謝を高める効果もあり。

レタス

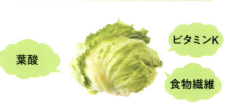

葉酸／ビタミンK／食物繊維

貧血を予防する働きのある葉酸が豊富。悪玉コレステロールを除去し、血栓を防ぐサポニンも含まれています。

セロリ

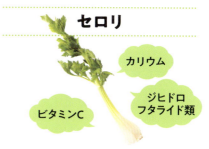

カリウム／ジヒドロフタライド類／ビタミンC

ナトリウムの排出を促し、血圧を下げるカリウムが豊富。香り成分のジヒドロフタライド類は鎮静・鎮痛作用があります。

もやし

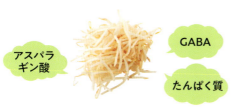

アスパラギン酸／GABA／たんぱく質

疲労を回復し、代謝を促進するアスパラギン酸が豊富。精神を安定させ、ストレスを緩和するGABAも含まれています。

アボカド

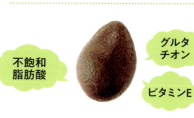

不飽和脂肪酸／グルタチオン／ビタミンE

コレステロールのバランスを保つ不飽和脂肪酸がたっぷり。ビタミン、食物繊維などのバランスがよいスーパー食材です。

きゅうり

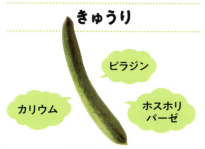

ピラジン／カリウム／ホスホリパーゼ

利尿作用のあるカリウムでむくみを解消。脂肪を分解するホスホリパーゼ、血栓を予防するピラジンも含まれています。

香菜

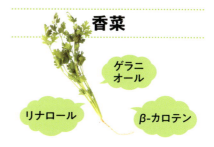

ゲラニオール／リナロール／β-カロテン

香菜（パクチー）の香りは、リナロールやゲラニオールによるもの。胃もたれの解消や毒素を排出する作用があります。

19

MIRACLE VEGETABLE SOUP

奇跡の野菜スープに
たんぱく質を補って
強い体を作る!

健康を維持するには、たんぱく質も重要。奇跡の野菜スープでは、良質な植物性たんぱく質が摂れる豆類を多く利用しています。

豆腐

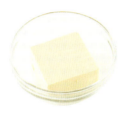

豆腐の持つたんぱく質は、血中のコレステロールや血圧を正常にする効果が。動脈硬化や心筋梗塞を予防します。

豆乳(成分無調整)

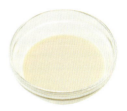

液体になっている分、有効成分の吸収率が高いのがポイント。イソフラボンの働きで、骨粗鬆症予防や不調を改善。

桜エビ

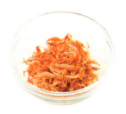

高たんぱく低カロリーなエビがまるごと摂れます。カルシウム含有量が多いのも特徴。干してあるので保存性も◎。

大豆の水煮

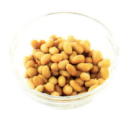

コレステロールを低下させる大豆レシチンがたっぷり。煮るのに時間がかかる大豆は、水煮缶を使うと時短になります。

あずき

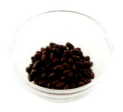

利尿作用の高いサポニンが、余分な塩分の排出を促します。皮には抗酸化力の高いポリフェノールがいっぱいです。

枝豆

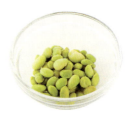

成熟する前の大豆が枝豆。また、メチオニンというアミノ酸の一種には、アルコールの分解を助ける働きもあります。

レンズ豆

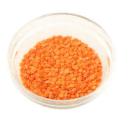

低脂肪で高たんぱく。抗酸化力の高いポリフェノールやフラボノイドなども豊富。世界中で愛されている食材です。

黒豆

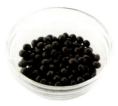

黒豆の色はポリフェノールによるもの。高い抗酸化力で内臓脂肪を防ぎ、血流を改善。肝臓の働きもよくしてくれます。

ちょこっとテク

動物性たんぱく質はほかのおかずで補おう！

健康を維持するためには、たんぱく質が不可欠。脂肪の少ない鶏むね肉や、不飽和脂肪酸がたっぷりの青魚などと合わせて。疲労回復や若返り効果がアップしますよ。

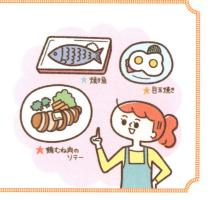

MIRACLE VEGETABLE SOUP

> 奇跡の野菜スープにプラスしたい

発酵調味料＆発酵食の健康パワー

微生物で発酵させた調味料＆食材。複雑なうまみを作り出すだけでなく、腸内環境を整え、代謝を促進するなど健康効果を発揮します。

しょうゆ

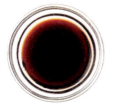

大豆や小麦を麹菌、酵母菌、乳酸菌などで発酵。繊細なうまみが魅力。疲労の回復、がんの予防などさまざまな効果が。

味噌

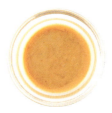

煮た大豆に麹（米・麦・豆）と塩を混ぜて発酵させたもの。美容・アンチエイジング効果が高い大豆食品のひとつです。

酢

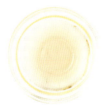

アルコール発酵させた穀物や果実を、さらに酢酸発酵。クエン酸がエネルギー効率をアップして、疲労回復を補助します。

ナンプラー

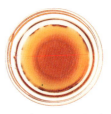

生の魚を塩で漬け込み、発酵させたもの。複雑なうまみがあります。疲労回復や抑うつ効果のあるタウリンがたっぷり。

塩麹・しょうゆ麹

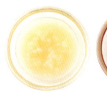

米麹に塩を加えて発酵させたものが塩麹、しょうゆを加えるとしょうゆ麹に。酵素の力で胃の働きを助けてくれます。

豆味噌

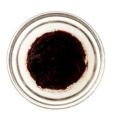

大豆と塩を長期熟成させて作る、深みのある味わいの味噌。米味噌よりもたんぱく質、ビタミン、ミネラルが豊富。

豆板醤（トウバンジャン）

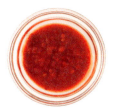

そら豆に唐辛子を加え、麹で発酵。辛さの中にもコクがあります。脂肪の分解を促進するほか、抗酸化成分も含みます。

ヨーグルト

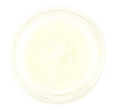

牛乳などを乳酸菌で発酵させた食品。乳酸菌により、たんぱく質の吸収がよいのが特徴。カルシウムも豊富です。

高菜漬け

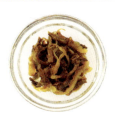

高菜を塩で漬け、乳酸発酵させたピリ辛の漬け物。整腸作用に優れ、がん細胞の増殖を抑制。デトックス効果もあります。

ザーサイ

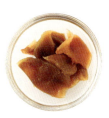

ザーサイというからし菜の一種を香辛料と一緒に塩漬けに。胃や脾臓（ひぞう）の働きを助け、気力や体力の回復に役立ちます。

プラステク

体にいい油を摂取しよう!

本誌のレシピでは味に深みを出すため、野菜を油で炒めています。
健康な体を維持するためには、使う油の種類も選びたいですね。

誤解してない? 油のこと

油って体に悪いんじゃないの?

太る、体に悪いなどのイメージから、極力油を摂らない人が多くいます。しかし、適度に油を摂取したほうが、健康によいのです。

油を摂ると太りそう!

摂りすぎは禁物ですが、質のよい油を選べば太る原因にはなりません。むしろ、肌をすべすべにするなどよい効果が得られます。

意識して摂りたい油

不飽和脂肪酸

室温で液体になっている油。その種類によって、体への影響が変わります。いずれも摂りすぎは逆効果なので、適量を心がけて。

▷ **オメガ3**
血液中の中性脂肪を減らし、血栓を予防。不足すると皮膚炎などの原因に。
- えごま油
- アマニ油
- 青魚

▷ **オメガ6**
悪玉、善玉に関わらずコレステロールを減少。適度に摂りたい油です。
- コーン油
- グレープシードオイル
- 大豆油

▷ **オメガ9**
腸の働きをよくし、便秘を解消。動脈硬化や高血圧を予防する効果も。
- オリーブ油
- なたね油
- アーモンド

ごま油

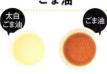

太白ごま油 / ごま油

精製された太白ごま油は、ごま油特有の風味がなく使いやすい。抗酸化力もあり。

オリーブ油

抗酸化力に優れ、動脈硬化を予防。摂っても太りにくい油と言われています。

ココナッツオイル

飽和脂肪酸ですが、ほとんどが中鎖脂肪酸。直接肝臓に運ばれ、燃焼を助けます。

なたね油

悪玉コレステロールを減らすオレイン酸が豊富。ほかの油を混ぜていないものを。

プラステク

体の調子を整える
スパイスのパワー

スパイスは、そのたしかな薬効から、漢方で使われているものも多くあります。スパイスの薬効を利用してスープの効果を高めましょう。

ターメリック

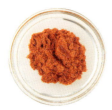

別名ウコン。クルクミンというポリフェノールの一種の力で、がんの抑制のほか、記憶力の向上、認知症予防も期待できます。

クミンパウダー

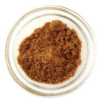

強い辛みと苦みが料理にアクセントをつけてくれます。食欲を増進し、消化器官を活性化。アンチエイジング効果もあり。

唐辛子

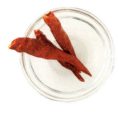

脂肪燃焼に役立つカプサイシン。体が温まることで、血流もアップ。疲れているときに食べると、回復が早くなります。

黒こしょう

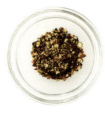

辛み成分ピペリンは、抗菌効果抜群。胃腸を整え、血行を促進し、食欲を増進させてくれるなど、体に嬉しい効果がいっぱい。

ローリエ

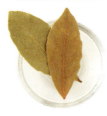

香りづけや臭み消し、腐敗防止に使われるスパイス。痛みや炎症、ストレスを抑えるなど、優れた鎮静効果もあります。

カレー粉

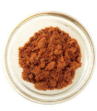

さまざまなスパイスがミックスされたカレー粉は、まさに食べる漢方薬。漢方でも使われる各種生薬が一度に摂れます。

MIRACLE VEGETABLE SOUP

風味をプラス　効能をアップ
効果プラスのトッピング

食べる前にかける＆のせるトッピングの素材にも、意味があります。
その日の体調に合わせて、お好みのものをプラスしてみてください。

ゆずこしょう

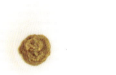

ゆずの香りと唐辛子の辛みがアクセント。ビタミンCや抗酸化力の高いビタミンEのほか、カリウムなどミネラルも豊富。

きざみねぎ

ねぎの香り成分アリシンが、きざむことで活性化。抗酸化力に加え、ビタミンB₁の吸収を助けて疲労を回復してくれます。

七味唐辛子

唐辛子、山椒（さんしょう）、麻の実、ごま、けしの実、青のり、陳皮（チンピ）をミックス。抗酸化作用や骨の強化など成分由来の効き目を得られます。

しそ

香り成分ペリルアルデヒドは、菌の繁殖を抑制し、腐敗を防ぐ効果が。神経を鎮めたり、イライラの解消にも役立ちます。

塩昆布

昆布由来の食物繊維、アルギン酸やフコイダンの働きで、糖質など太りやすい成分の吸収を抑えるほか、免疫力もアップ。

梅干し

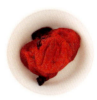

クエン酸やリンゴ酸などの有機酸を含有。糖質の代謝を促すことで、エネルギー代謝をアップ。疲れにくい体をつくります。

いりごま

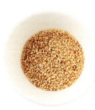

抗酸化力の高いセサミンのほか、各種ビタミン、ミネラルがたっぷり。すり潰したほうが、効率的に摂取できます。

しょうが

体を温めるジンゲロールの力は、食べてすぐに発揮されます。スープにのせることで、代謝をアップする効果をプラス。

にんにく

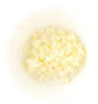

きざんだり、すりおろしたりするとアリインからS-アリルシステインが生成。がん細胞を攻撃するNK細胞を助けて、排出してくれます。

みょうが

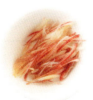

香り成分α-ピネンは、血流を改善。血行や消化を促進して余分な毒素を外に排出するほか、リラックス効果もあります。

MIRACLE VEGETABLE SOUP

奇跡の野菜スープが体によいのは
「ファイトケミカル」の おかげだった!

野菜から感じる苦みやえぐみは、植物が自分の体を守るために作り出したもの。
そこには、私たちの体に嬉しい作用がたくさんあったのです。

ファイトケミカルって 何なの?

野菜や果物などの植物の色素や香りなどから発見された成分。高い抗酸化力のほか、免疫力アップ、がん細胞抑制、抗ストレスなどあらゆる面で注目を集めています。

効果的な 摂り方

ファイトケミカルは野菜のえぐみや苦みなど、「食べにくさ」を感じる部分に多く集まっています。皮ごとスープにすることで、成分を効率よく摂取できるのです。

ポリフェノール

植物の苦み、渋み、色素に含まれる成分。抗酸化力が高く、その力はビタミンEの100倍と言われるものも。

アントシアニン	イソフラボン	フラバノール
ブルーベリー	大豆	りんご
赤ワイン	赤ワイン	たまねぎ

糖関連物質

腸を健康に保ってくれる食物繊維。腸内の善玉菌を増やして免疫力をアップする効果が。病気にかかりにくい体を作ってくれます。

β-グルカン	フコイダン	ペクチン
きのこ類	海藻類	りんご

香気成分

ハーブ類や柑橘系の果物などの香り成分。抗酸化力はもちろん、香りが大脳に働きかけることでリラックス。安眠効果もあります。

リモネン
- レモン
- オレンジ

オイゲノール
- バナナ

含硫化合物

にんにくやたまねぎなどの刺激の強い香りや、アブラナ科の野菜独特の香り成分。血液サラサラ効果も抜群。

スルフォラファン
- ブロッコリー

アリルイソチオシアネート
- わさび

メチルシステインスルホキシド
- にんにく
- ねぎ

脂質関連物質

カロテノイド類とも呼ばれる赤や黄色の色素。美肌やシミ予防、目の疲れを取るなどといった効果もあります。

ルテイン
- ほうれん草

β-クリプトキサンチン
- みかん

リコピン
- トマト
- すいか

アミノ酸類

うまみ成分でもある物質。抗酸化作用のほか、肝臓の解毒を助ける働きも。お酒を飲む人こそ、意識的に摂りたい成分のひとつです。

タウリン
- イカ
- タコ

グルタチオン
- アスパラガス
- レバー

色　香り　苦み　辛み　渋み　えぐみ

素材の個性が強いほど効き目がアップする!

HOW TO MAKE BASIC SOUP

ここさえおさえたら、おいしい!
基本のスープの作り方

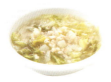

最初に油で炒めることで、肉などのたんぱく質を加えなくても十分にコクが出ます。野菜のうまみを引き出して。

1 切る

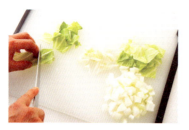

まず野菜をきざみます。食べ応えがほしいときは、大きめに切ると◎。

2 鍋に入れて炒める

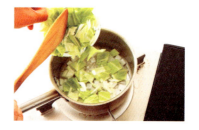

鍋に油を熱し、野菜を入れましょう。炒めることでコクがアップします。

3 水を加えて煮込む

POINT! くず野菜も入れよう!

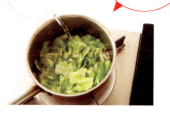

野菜がしんなりしてきたら水を加え、好みのかたさまで煮込みます。

4 味を調える

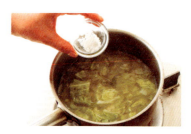

パックのくず野菜を取り出し、調味料を加えて味を調えたら完成です。

HOW TO MAKE BASIC POTAGE

消化・吸収をアップさせよう
基本のポタージュの作り方

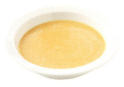

> 煮込んだ野菜を潰して作るポタージュは、胃に負担をかけず吸収がスムーズ。野菜のうまみがしっかりと伝わります。

1 切る

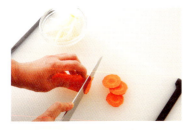

野菜を切ります。あとで潰しやすいように、小さく&薄く切るのがコツ。

2 鍋に入れて炒める

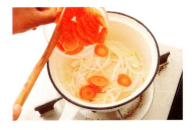

鍋に油を熱し、野菜を入れて炒めます。野菜は焦がさないように注意。

3 水を加えて煮込む

POINT! くず野菜も入れよう!

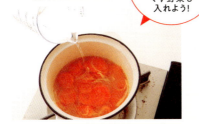

水を加えてふたをし、野菜が柔らかくなるまで煮込みましょう。

4 ミキサーなどで潰す

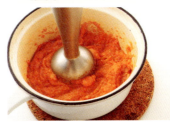

パックを取り出してハンドブレンダーなどで潰し、味を調えたら完成!

31

USEFUL ITEM OF POTAGE

野菜を潰すときに使いたい!

ポタージュ便利アイテム

本誌ではポタージュを作るときはハンドブレンダーを使っていますが、
潰せればなんでもOK。家にあるものを使ってくださいね。

〔 電動なら 〕

ミキサー

スムージーを作るときの定番。たくさん入るから、2〜4人分ならすぐに作れます。

ハンドブレンダー
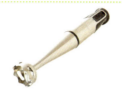
鍋にブレンダーを直接入れられるので楽。熱い素材を冷まさず潰せるので便利です。

フードプロセッサー
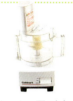
ミキサーより刃が大きいので楽に素材を潰せます。長く撹拌すればなめらかに。

〔 手動なら 〕

すりこぎ&すりばち

手で潰すので、素材に負担がかからず、なめらかな舌触りに仕上がります。

ざる

一度潰したものをざるで再度漉すと、仕上がりが格段になめらかになります。

手動ブレンダー

ヒモを引っ張ると刃が回る仕組み。安価なので、はじめての人におすすめです。

マッシャー
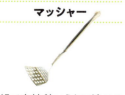
鍋で直接熱いうちに潰せるので便利。目が荒いため、ざると併用するとなめらかに。

泡立て器

泡立て器を使って潰すこともできます。泡立て器を縦に当てると効率アップ。

おろし器
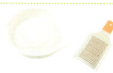
煮る前にすりおろしておくのも手。時短になるので、急いでいるときに便利です。

CABBAGE SOUP
キャベツのスープ

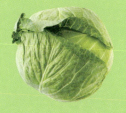

キャベツのここがすごい！

- ✓ イソチオシアネートが肝臓の働きを活性化
- ✓ がん細胞の自滅を誘導して増殖を防ぐ
- ✓ ビタミンUが胃の粘膜を修復

最も買い求めやすく、使いやすい野菜のひとつ。葉などの緑が濃い部分にはβ-カロテン、芯にはビタミンCが豊富。きざんだり、煮込むなどして全部使い切りましょう。

豊富な食物繊維で腸内環境を整える

キャベツと押し麦のスープ

材料（2人分）

キャベツ	2枚
たまねぎ	1/3個
押し麦	大さじ1
太白ごま油	小さじ1
だし汁	400ml
酒	大さじ2
しょうゆ	大さじ1

作り方

1 キャベツの外葉、たまねぎの皮はパックに入れておく。

2 キャベツは芯の部分は薄切り、葉の部分は1cm角に切る。たまねぎは1cm角に切る。押し麦は倍量の水（分量外）で戻しておく。

3 鍋に太白ごま油を熱し、中火でたまねぎを炒める。半透明になったらキャベツを加えてさっと炒め、だし汁、押し麦、酒、**1**を加える。ふたをして5分ほど煮る。

4 しょうゆで味を調える。

この成分でさらに効果アップ！

ビタミン、ミネラル、食物繊維の宝庫

押し麦にはカルシウムなどのミネラルや、ビタミンB群、ビタミンEのほか、白米の20倍もの食物繊維が含まれています。朝ごはんに食べるのもおすすめ。

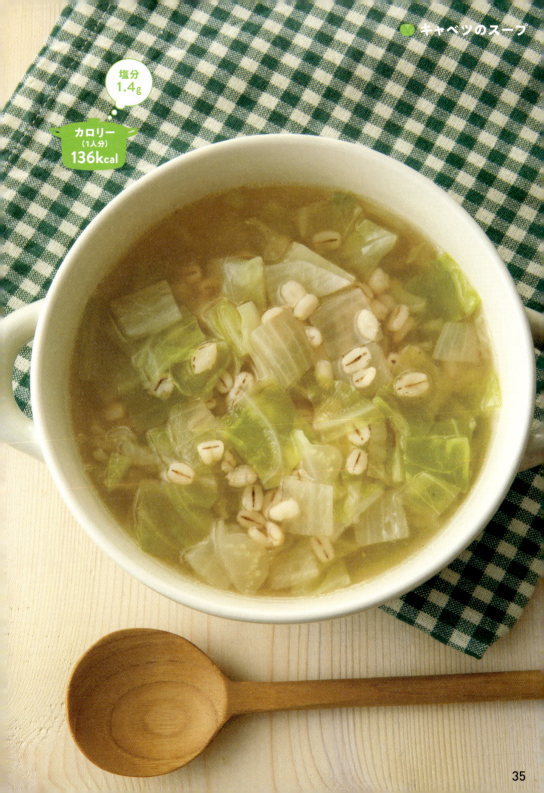

キャベツのスープ

塩分 1.4g
カロリー（1人分） 136kcal

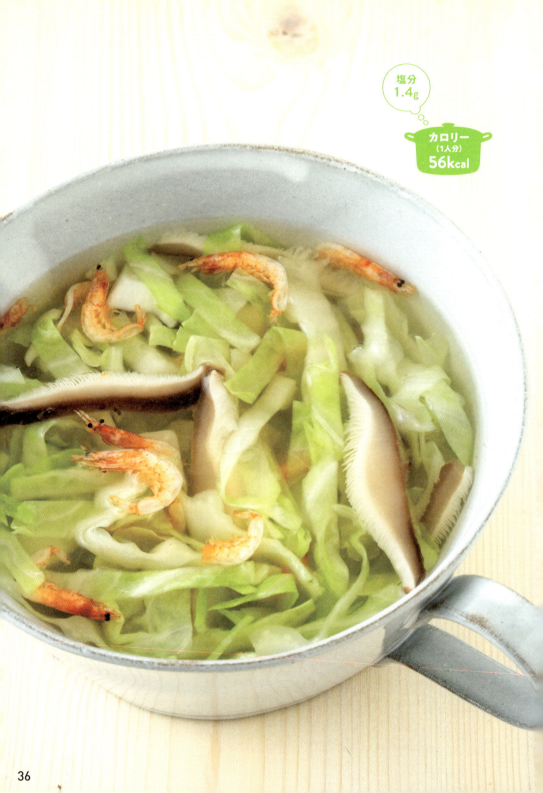

キャベツのスープ

カルシウムの吸収を促して骨を強く!

キャベツと干ししいたけの中華風スープ

材料(2人分)

キャベツ	2枚
干ししいたけ	2枚
桜エビ	大さじ2
水	400ml
酒	大さじ2
しょうゆ	大さじ1
こしょう	少々

作り方

1 干ししいたけは分量の水で戻す。

2 キャベツは細切り、戻した干ししいたけは薄切りにする。

3 鍋にしいたけの戻し汁と**2**、桜エビ、酒を入れ、ふたをして5分ほど煮る。

4 しょうゆ、こしょうで味を調える。

この成分でさらに効果アップ!

干ししいたけと桜エビの相乗効果

桜エビはカルシウムが豊富。ただし、カルシウムは体の外に排出されやすいのが特徴。干ししいたけに含まれるビタミンDで、カルシウムの吸収を促しましょう。

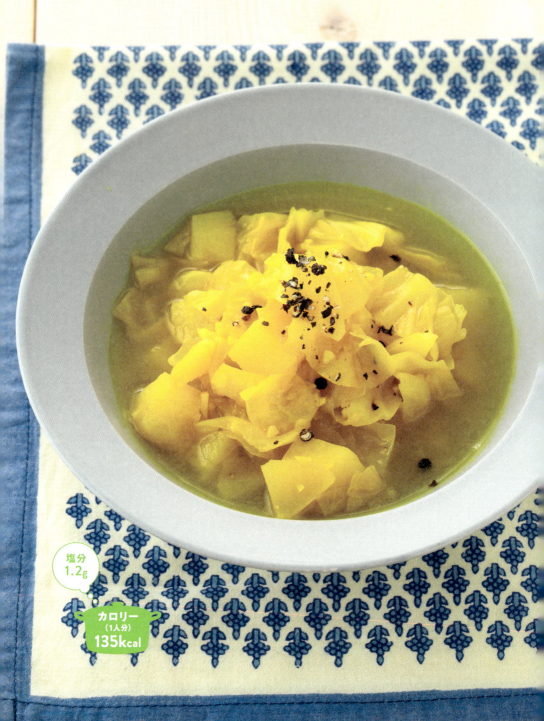

🥬 **キャベツのスープ**

ストレス解消にも効き目あり!

キャベツとじゃがいもの ターメリックスープ

材料(2人分)

キャベツ	2枚
じゃがいも	1個
にんにく	1片
ココナッツオイル	大さじ1
ターメリック	小さじ1/2
塩	小さじ1/2
水	400ml
あらびき黒こしょう	適宜

作り方

1 じゃがいもの皮、にんにくの皮、キャベツの外葉はパックに入れておく。

2 キャベツは1cm角、じゃがいもは1.5cm角に切る。にんにくはみじん切りにする。

3 鍋にココナッツオイルを熱し、中火でにんにくを炒める。香りが立ったらターメリックを入れ、すぐに2を加えて1分ほど炒める。

4 水と塩、1を加えてふたをし、10分ほど煮る。器に盛り、お好みであらびき黒こしょうをふる。

この成分でさらに効果アップ!

加熱しても壊れないじゃがいものビタミンC

じゃがいもに含まれるビタミンCは、加熱に強いのが特徴。ビタミンCは、ストレスを緩和するホルモンの生成に欠かせない成分。こまめに補給することが大切です。

血流を促して体の機能を高める

きざみキャベツの しょうが味噌汁

材料(2人分)

キャベツ ·················· 2枚
しょうが ·················· 1片
だし汁 ··············· 300ml
豆乳 ·················· 200ml
味噌 ········· 大さじ1と1/2

作り方

1 しょうがの皮はパックに入れ、だしを取るときに一緒に煮出す。

2 キャベツは1cm角に切る。しょうがはみじん切りにする。

3 鍋に**2**を入れ、だし汁を加えて2〜3分ほど煮る。

4 豆乳を加えて再沸騰したら、味噌を溶き入れて火を止める。

この成分でさらに効果アップ!

しょうがのジンゲロールに注目

しょうがに含まれるジンゲロールには、体を温め、血流を促す効果が。体を機能させるホルモンは血液によって全身に運ばれるため、全体の機能が高まるのです。

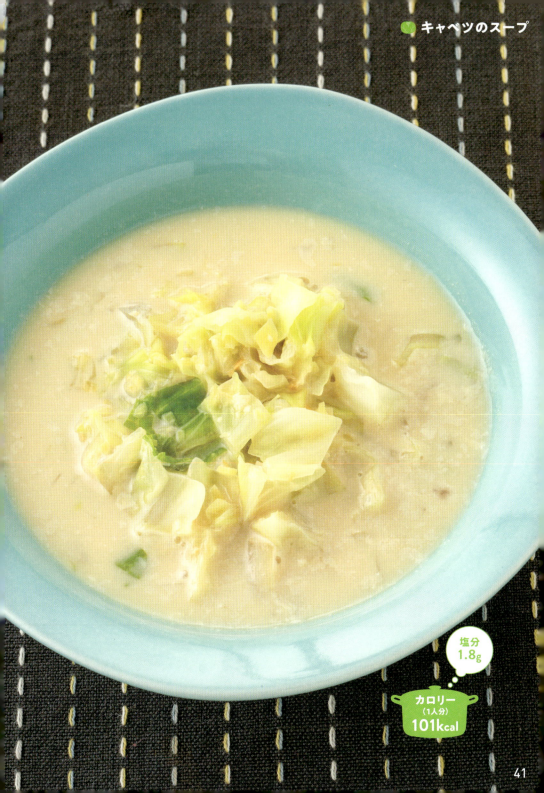

キャベツのスープ

塩分 1.8g
カロリー（1人分） 101kcal

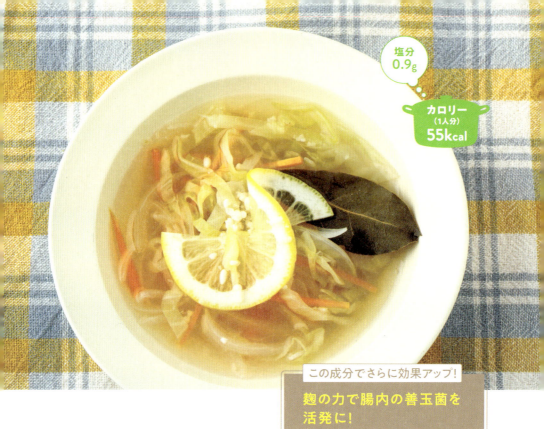

塩分 0.9g

カロリー（1人分）55kcal

レモンの香り成分で疲労回復

コールスロー麹スープ

この成分でさらに効果アップ！

麹の力で腸内の善玉菌を活発に！

塩麹の酵素には、消化を促進する働きがあります。そして、腸内では善玉菌のエサに。よい菌を増やして、免疫機能を強化してくれるのです。

材料（2人分）

キャベツ	1枚
にんじん	20g
たまねぎ	1/3個
水	400ml
白ワイン	大さじ2
ローリエ	1枚
塩麹	大さじ1
こしょう	少々
レモンスライス	適量

作り方

1 にんじんとたまねぎの皮は、パックに入れておく。

2 キャベツ、にんじん、たまねぎは千切りにする。

3 鍋に**1**、**2**、水、白ワイン、ローリエを入れ、ふたをして10分ほど煮る。

4 塩麹、こしょうで味を調える。器に盛り、レモンスライスをのせる。

TOMATO SOUP
トマトの スープ

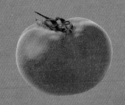

トマトのここがすごい！

- ✅ リコピンが脳卒中、脳梗塞のリスクを低下
- ✅ 悪玉コレステロールを分解して血栓予防
- ✅ 脂肪燃焼を促し、ダイエット効果も

抗酸化力の高いリコピンがたっぷり。体を若返らせる効果のほか、近年、筋肉などの疲労を回復する作用もあるとわかってきました。また、ビタミンや食物繊維も豊富です。

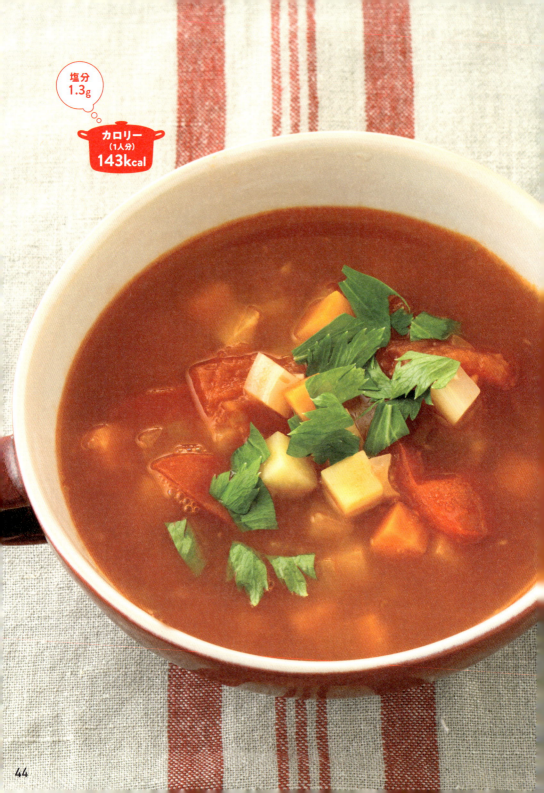

🍅 **トマトのスープ**

抗酸化力、解毒力に優れた野菜が一度に摂れる!

ミネストローネ

材料(2人分)

トマト	1個
じゃがいも	1/2個
たまねぎ	1/4個
にんじん	1/3本
セロリ	50g
にんにく	1片
オリーブ油	大さじ1
トマトピューレ	大さじ2
水	400ml
白ワイン	大さじ2
塩	小さじ1/2
こしょう	少々
セロリの葉	少々

作り方

1. トマトのヘタ、じゃがいもの皮、たまねぎの皮、にんじんの皮、にんにくの皮はパックに入れ、分量の水につけておく。

2. じゃがいも、たまねぎ、にんじん、セロリは1cm角、トマトはひと口大の乱切りにする。にんにくは潰しておく。

3. 鍋にオリーブ油を熱し、にんにくを炒める。香りが立ってきたらトマト以外の野菜を加え、1～2分ほど炒める。

4. トマトを加えてサッと混ぜ合わせたら、トマトピューレ、白ワイン、**1**を加え、10分ほど煮る。

5. 塩、こしょうで味を調える。器に盛り、きざんだセロリの葉をのせる。

この成分でさらに効果アップ!
ビタミンたっぷりの抗酸化野菜

セロリはβ-カロテン、ビタミンB群、ビタミンC、ビタミンEなど抗酸化力の高い野菜のひとつ。豊富なカリウムが余分な水分を排出し、むくみを取ってくれます。

オクラの食物繊維が血糖値上昇を抑制

トマトとオクラの
和風とろみスープ

材料(2人分)

トマト ……………………… 1個
オクラ ……………… 4〜5本
しょうが……………… 1/2片
だし汁 ……………… 400ml
しょうゆ…………… 大さじ1
くず粉 ………………… 10g
(大さじ3の水で溶いておく)

作り方

1 トマトのヘタ、オクラのガク、しょうがの皮はパックに入れ、だしを取るときに一緒に煮出す。

2 トマトはひと口大の乱切り、オクラは1cm角に切る。しょうがは千切りにする。

3 鍋にトマト、オクラ、しょうが、だし汁を入れ、ふたをして1〜2分ほど煮る。

4 しょうゆで味を調え、水で溶いたくず粉を加えてとろみをつける。

この成分でさらに効果アップ!

オクラのねばねば成分のパワー

オクラのねばねばは、糖とたんぱく質が結合した水溶性食物繊維の一種。糖分や脂肪分を包み込み、吸収をゆるやかにすることで、血糖値の急激な上昇を防ぎます。

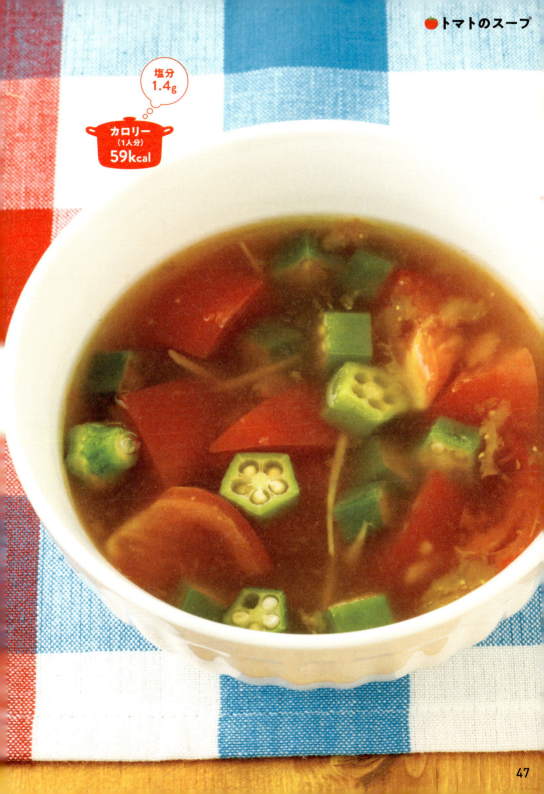

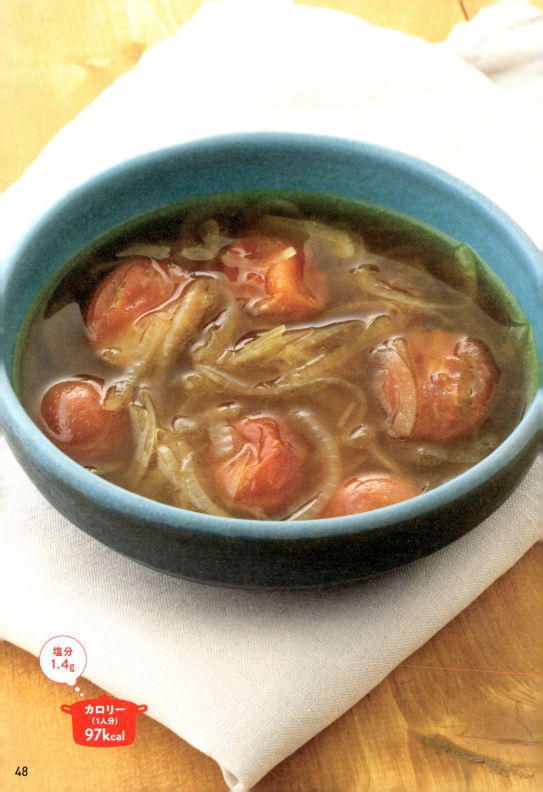

●トマトのスープ

トマトのリコピンで余分な脂肪を燃焼

ミニトマトのスープ

材料（2人分）

ミニトマト　……………200g
たまねぎ　……………　1/2個
オリーブ油　……　小さじ2
だし汁　……………400ml
しょうゆ……………　大さじ1

作り方

1 ミニトマトのヘタとたまねぎの皮は、パックに入れておく。

2 ミニトマトは半分に切る。たまねぎは縦半分に切ってから、繊維を断ち切るように横方向に薄切りにする。

3 鍋でオリーブ油を熱し、中火でたまねぎを炒める。しんなりしてきたら**1**とだし汁、ミニトマトを入れ、5分ほど煮る。

4 しょうゆで味を調える。

この成分でさらに効果アップ！

小さなサイズに成分が凝縮！

ミニトマトの成分は普通のトマトとほぼ同じですが、栄養がたっぷり凝縮。抗酸化成分リコピンは、脂肪を燃焼させ、血糖値を下げてくれる働きがあります。

2種類の食物繊維が一度に摂れる

トマトと切り干しだいこんともずくの味噌汁

材料(2人分)

トマト ……………………… 1個
もずく …………………… 30g
切り干しだいこん …… 10g
だし汁 ………………… 400ml
味噌 ……… 大さじ1と1/2

作り方

1. トマトのヘタはパックに入れ、だしを取るときに一緒に煮出す。
2. トマトはひと口大の乱切り、切り干しだいこんはさっと洗ってざく切りにする。
3. 鍋にだし汁を入れて温め、切り干しだいこんを入れる。沸騰したら火を弱めて、1〜3分ほど煮る。
4. トマト、もずくを加え、ひと煮立ちしたら味噌を溶き入れる。

この成分でさらに効果アップ！

もずくと切り干しだいこんのダブルパワー

もずくは善玉菌の栄養になる水溶性食物繊維、切り干しだいこんは腸のぜん動運動を刺激する不溶性食物繊維が豊富。一度に摂ることでさらなる効果が期待できます。

●トマトのスープ

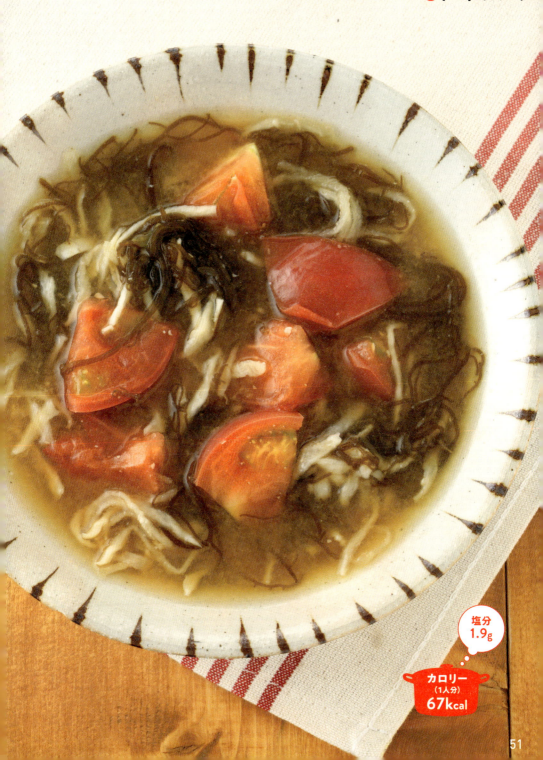

塩分 1.9g

カロリー (1人分) 67kcal

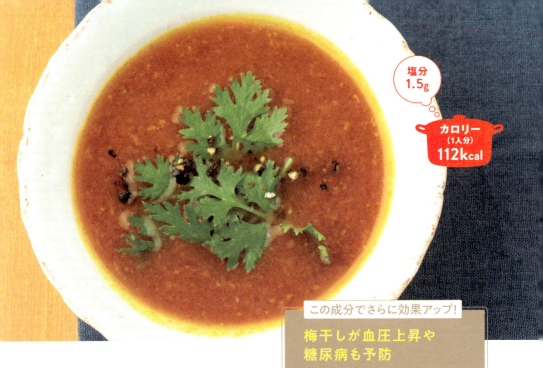

塩分 1.5g
カロリー(1人分) 112kcal

にんにくと梅干しの効果で疲れを取る

丸ごとトマトのにんにくスープ

この成分でさらに効果アップ!

梅干しが血圧上昇や糖尿病も予防

梅干しの成分が高血圧、糖尿病、脂質異常症など生活習慣病の原因物質の働きを抑制することがわかってきました。1日1〜2粒を目標に食べて。

材料(2人分)

トマト	1個
にんにく	1片
しょうが	1片
梅干し	1個
水	400ml
太白ごま油	大さじ1
カレー粉	大さじ1
しょうゆ	小さじ1
香菜	少々

作り方

1 しょうがの皮などはパックに入れておく。

2 にんにくとしょうがはすりおろす。

3 鍋にトマト、梅干し、**1**、水を入れ、ふたをして10分弱ほど中火で蒸し茹でにする。裏ごしして、梅干しの種と**1**を取り除く。

4 鍋に太白ごま油を熱し、にんにくとしょうがを炒める。香りが立ってきたらカレー粉を入れて炒め、**3**を加えて5分ほど煮る。

5 しょうゆで味を調える。器に盛り、香菜の葉を手でちぎってのせる。

CARROT SOUP

にんじんの スープ

にんじんのここがすごい!

☑ 猛毒のヒドロキシルラジカルを除去

☑ β-カロテンが肺がんのリスクを抑える

☑ ビタミンAが皮膚や粘膜を健康に保つ

抗酸化力が高いことで知られるβ-カロテンのほか、同様の効果を持つα-カロテンも豊富。葉にも多くのカロテンやビタミンKが含まれるため、なるべく葉のあるものを選んで。

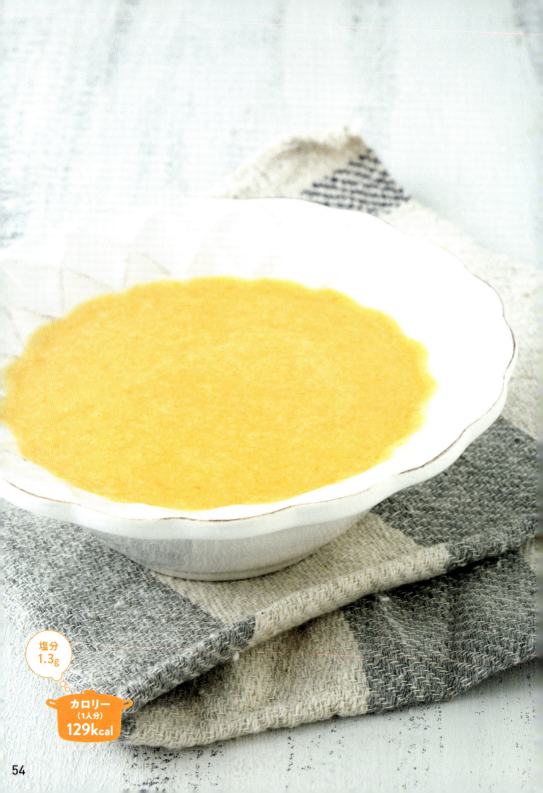

にんじんのスープ

動脈硬化を防ぐまろやかスープ

にんじんのポタージュ

材料（2人分）

にんじん	2/3本
たまねぎ	1/4個
オリーブ油	大さじ1
水	400ml
米	大さじ1
豆乳	100ml
塩	小さじ1/2
こしょう	少々

作り方

1 にんじんの皮とヘタ、たまねぎの皮はパックに入れておく。

2 にんじん、たまねぎは薄切りにする。

3 鍋にオリーブ油を熱し、中火でたまねぎを炒める。たまねぎがしんなりしたらにんじんを加え、柔らかくなるまで炒める。

4 水、米、1を加え、ふたをして10分ほど煮る。

5 ハンドブレンダーなどで撹拌し、ペースト状にする。

6 豆乳を加えて混ぜながら温め、塩、こしょうで味を調える。

この成分でさらに効果アップ！

イソフラボンとサポニンに期待

豆乳に含まれるサポニンという物質は、血液中の余分な脂質を流し、動脈硬化を防いでくれる働きがあります。また、大豆のイソフラボンは、骨粗鬆症予防に効果的。

抗酸化野菜同士の相乗効果を期待!

にんじんとじゃがいもと たまねぎのポトフ風スープ

材料(2人分)

にんじん	1/2本
たまねぎ	1/4個
セロリ	50g
じゃがいも	1個
オリーブ油	大さじ1
ローリエ	1枚
水	500ml
塩	小さじ1
こしょう	少々

作り方

1 にんじんの皮、たまねぎの皮、セロリの葉はパックに入れておく。

2 にんじんは5mm厚さの輪切り、たまねぎはくし形切り、セロリは3〜4cm長さ、じゃがいもは皮つきで6〜8等分に切る。

3 鍋にオリーブ油を熱し、ローリエを炒める。香りが立ったら**2**を加え、全体に油が回るように炒める。

4 水、塩、**1**を入れ、ふたをして10分ほど煮る。

5 こしょうで味を調える。

この成分でさらに効果アップ!

たまねぎのアリシンが病気を防ぐ

血液サラサラ効果で有名なたまねぎ。アリシンという成分が、血管の中の悪玉コレステロールや中性脂肪をコントロールし、血糖値を改善してくれます。

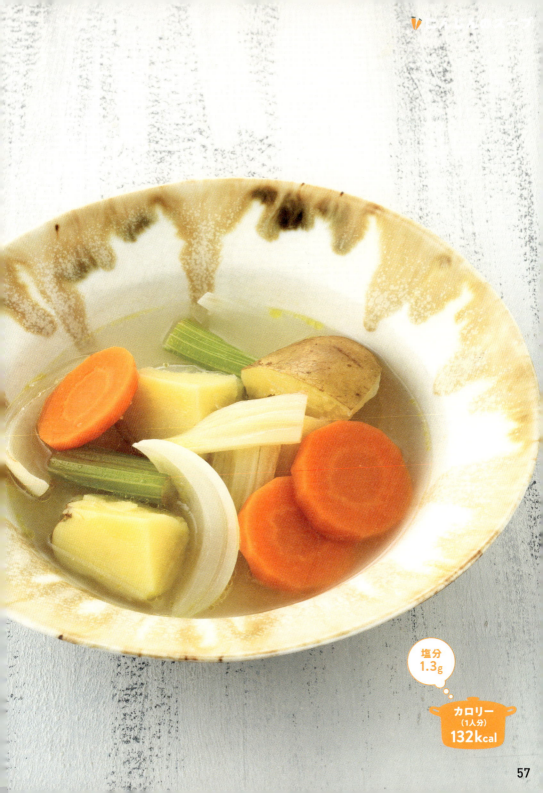

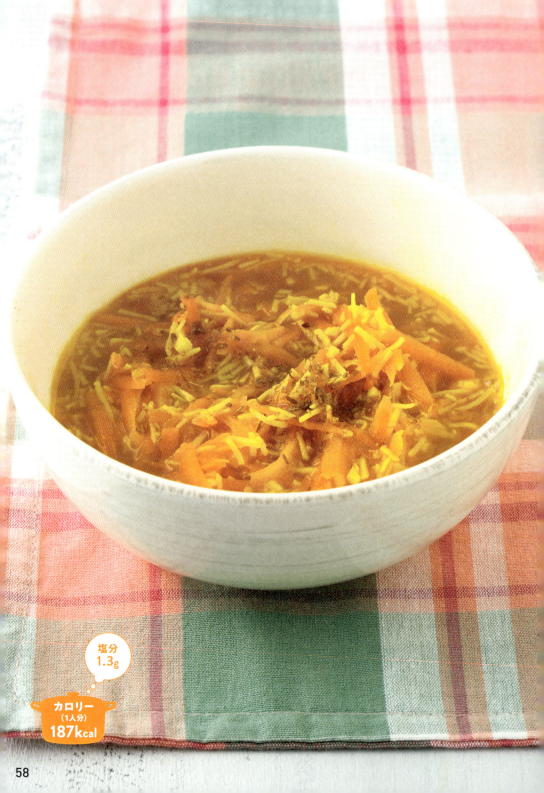

にんじんのスープ

体調を整えてくれるさっぱりカレー

にんじんとココナッツの
クミンスープ

材料(2人分)

にんじん ……………… 1本
にんにく ……………… 1片
ココナッツオイル
……………………… 大さじ1
ココナッツファイン
…………………… 1/4カップ
ターメリック ……… 小さじ1/2
塩 ………………… 小さじ1/2
水 ……………………… 400ml
クミンパウダー ……… 少々

作り方

1 にんじんの皮とヘタは、パックに入れておく。

2 にんじんはスライサーなどで千切りにする。にんにくはみじん切りにする。

3 鍋にココナッツオイルを熱し、にんにくを加えて中火で炒める。香りが立ったらにんじん、ココナッツファイン、ターメリックを入れ、1分ほど炒める。

4 塩、水、**1**を加え、ふたをして10分ほど煮る。

5 器に盛り、クミンパウダーをふりかける。

この成分でさらに効果アップ!

中鎖脂肪酸が体についた脂肪を燃焼

ココナッツの主成分は中鎖脂肪酸。体内に蓄積しにくく、素早く燃焼されます。同時に余分な脂肪も一緒に分解、燃焼。ダイエットに効果があると注目されています。

シャキシャキ食感のデトックススープ

にんじんとレタスのスープ

材料(2人分)

にんじん ……………… 1/3本
レタス ………………… 2枚
酒 ……………………… 大さじ1
だし汁 ………………… 500ml
塩麹 …………………… 大さじ1

作り方

1 にんじんの皮、レタスの外葉はパックに入れ、だしを取るときに一緒に煮出す。

2 にんじんは薄い輪切りにする。レタスは食べやすい大きさに手でちぎる。

3 鍋ににんじん、酒、だし汁を入れ、ふたをして5分ほど煮る。

4 レタスを加えて30秒ほど温め、レタスがしんなりしたら塩麹で味を調える。

この成分でさらに効果アップ!

カリウムが摂りすぎた塩分を排出

レタスは野菜の中でもカリウムが豊富。体内の余分な塩分の排出を助けてくれます。また、不溶性食物繊維は腸内をキレイにし、新陳代謝を促進する働きも。

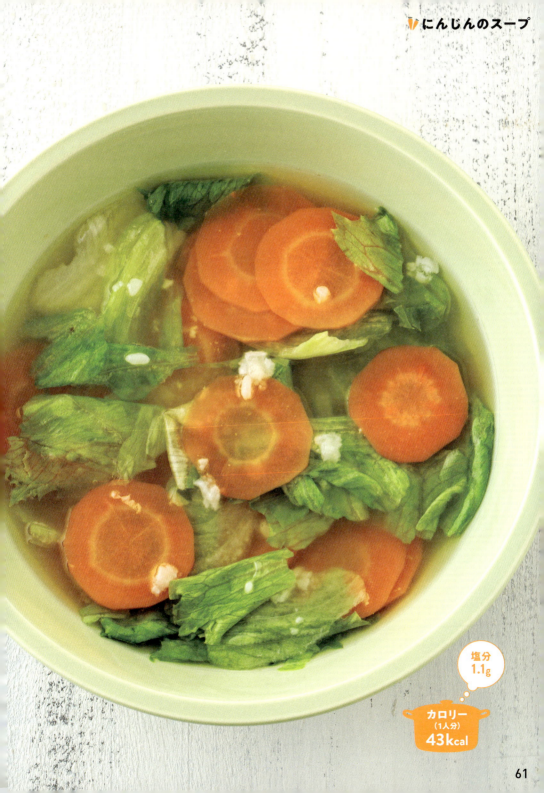

にんじんのスープ

塩分 1.1g

カロリー
(1人分)
43kcal

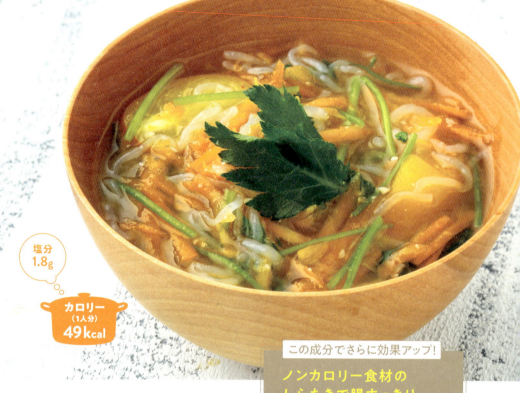

塩分 1.8g

カロリー（1人分） 49kcal

三つ葉の香り成分が精神を安定させる

にんじんとミニトマトとしらたきの味噌汁

この成分でさらに効果アップ！

ノンカロリー食材のしらたきで腸すっきり

しらたきはこんにゃくの一種。ローカロリーなのに、満腹感を得やすいのが特徴。しかも、豊富な食物繊維で腸内環境を整えてくれます。

材料（2人分）

にんじん	1本
ミニトマト（黄）	6個
三つ葉	1株
しらたき	1袋
だし汁	500ml
酒	大さじ1
味噌	大さじ1

作り方

1. にんじんの皮、ミニトマトのヘタ、三つ葉の根はパックに入れ、だしを取るときに一緒に煮出す。
2. にんじんは千切りにする。ミニトマトは半分、三つ葉は食べやすい大きさに切る。しらたきはざく切りにする。
3. 鍋にだし汁、酒、にんじんを入れ、ふたをして5分ほど煮る。
4. ミニトマト、しらたき、三つ葉を加える。1分ほど煮たら、味噌を溶き入れる。

BROCCOLI SOUP
ブロッコリーのスープ

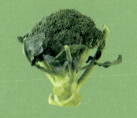

ブロッコリーのここがすごい!

- ✓ スルフォラファンが発がん性物質を抑える
- ✓ ビタミンKが骨粗鬆症や動脈硬化を予防
- ✓ 美白・美肌効果のあるビタミンCが豊富

体内に溜まった毒を出す効果があると言われるスルフォラファンが大注目。色が濃いほうが栄養価が高く、おすすめ。また、ブロッコリーの芽であるスプラウトも栄養たっぷりです。

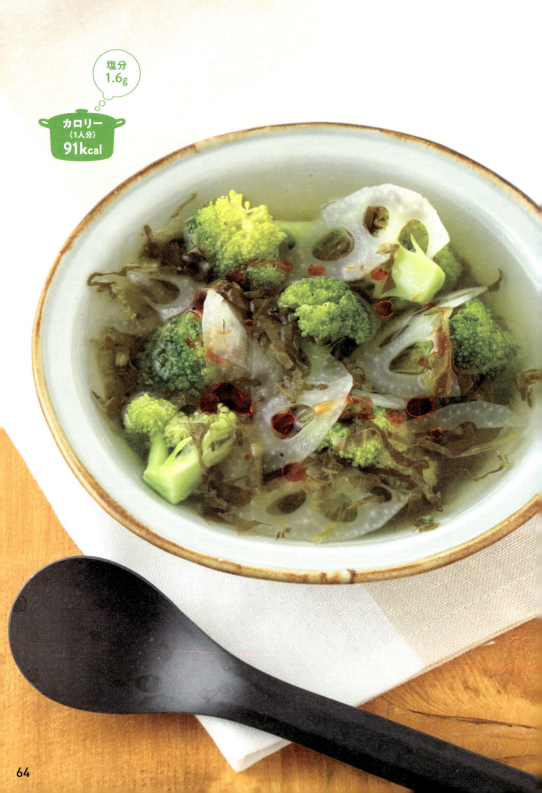

ブロッコリーのスープ

れんこんとのダブルの抗酸化力が効く！

ブロッコリーとれんこんと高菜のスープ

材料（2人分）

ブロッコリー	1/3株
れんこん	小1節
高菜漬け	50g
だし汁	400ml
酒	大さじ1
ラー油	小さじ1

作り方

1. れんこんの皮はだしを取るときに一緒に煮出す。
2. ブロッコリーは小房に分ける。れんこんは半月の薄切りにする。高菜漬けは3cm長さに切る。
3. 鍋にだし汁、酒、**2**を入れ、ふたをして5分ほど煮る。
4. 器に盛り、ラー油をかける。

この成分でさらに効果アップ！

発酵食品の健康パワーを利用

高菜漬けの材料である高菜は、がんの発症を抑制する効果のある緑黄色野菜。それを乳酸菌で発酵させた高菜漬けは、理想的な発酵食品。整腸作用も期待できます。

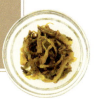

優しい味わいで疲れた胃腸をいたわる

ブロッコリーとじゃがいもの
ポタージュ

材料（2人分）

ブロッコリー………… 1/3株
じゃがいも……………… 1個
ねぎ…………………… 1/2本
オリーブ油 ⋯⋯ 大さじ1/2
水 ⋯⋯⋯⋯⋯⋯⋯500ml
塩 ⋯⋯⋯⋯⋯⋯ 小さじ1/2
こしょう………………… 少々

作り方

1 ブロッコリーは小房に分ける。じゃがいもは皮つきのまま薄い輪切り、ねぎは縦半分に切ってから斜め薄切りにする。

2 鍋にオリーブ油を熱し、ねぎを炒める。しんなりしてきたらじゃがいもを入れ、柔らかくなるまで炒める。

3 ブロッコリーと水を入れ、ふたをして10分ほど煮る。

4 ハンドミキサーなどでなめらかになるまで撹拌し、塩、こしょうで味を調える。

この成分でさらに効果アップ！

胃腸の機能を高めるねぎのアリシン

ねぎ独特の匂い成分はアリシン。高い抗酸化作用のほか、胃腸の消化機能を助けてくれる働きも。血行を促進して疲労物質を分解することで、疲れも取ってくれます。

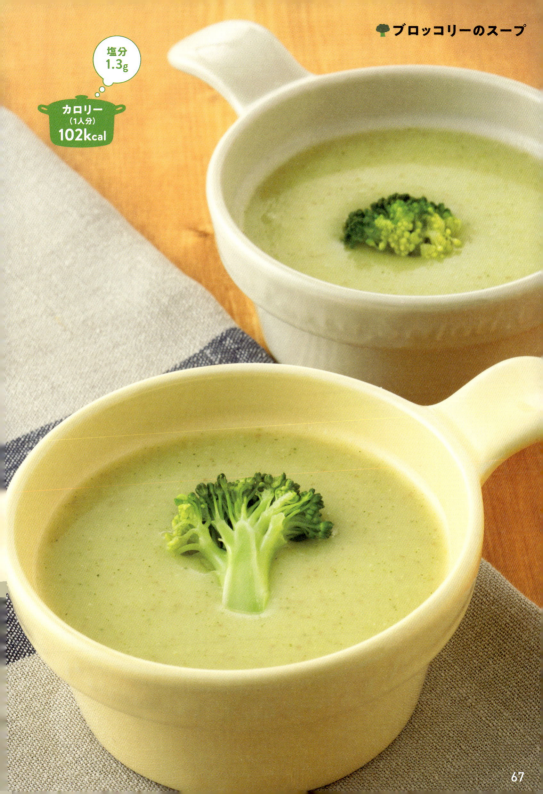

🌳 ブロッコリーのスープ

塩分 1.3g

カロリー（1人分） 102kcal

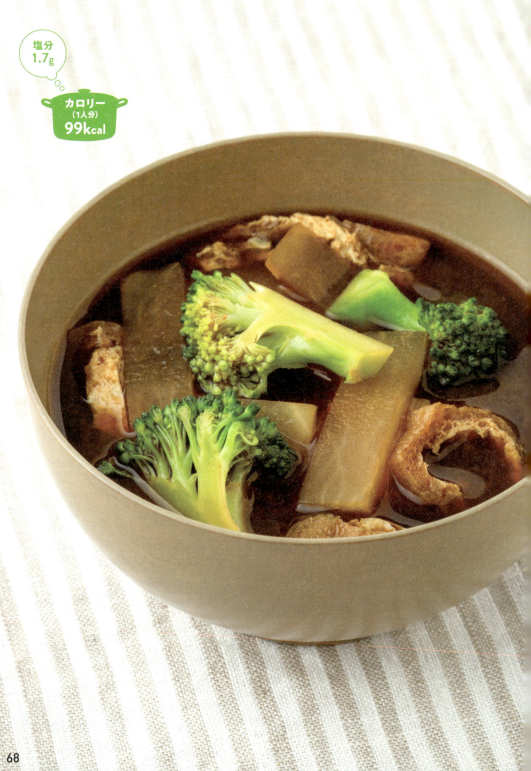

ブロッコリーのスープ

大豆のたんぱく質で血管をしなやかに

ブロッコリーとだいこんの赤出汁

材料(2人分)

- ブロッコリー……1/6株
- だいこん……50g
- 油揚げ……1枚
- 煮干し……3〜4本
- 水……500ml
- 酒……大さじ1
- 豆味噌……大さじ1と1/2

作り方

1. ブロッコリーの茎のかたいところ、だいこんの葉はパックに入れておく。
2. 煮干しは頭と内臓を取り除き、半身にして分量の水につけておく。
3. ブロッコリーは小房に分ける。だいこんは短冊切り、油揚げは細切りにする。
4. 2を鍋に入れ、1と酒を加え、弱めの中火で5分ほど煮る。
5. 3を加え、火が通ったら豆味噌を溶き入れる。

この成分でさらに効果アップ!

大豆由来の有効成分をダブルで!

油揚げと豆味噌は、どちらも大豆製品。大豆に含まれる植物性たんぱく質は、血中のコレステロールを流し、血管を若々しく保ってくれる効果があります。

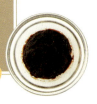

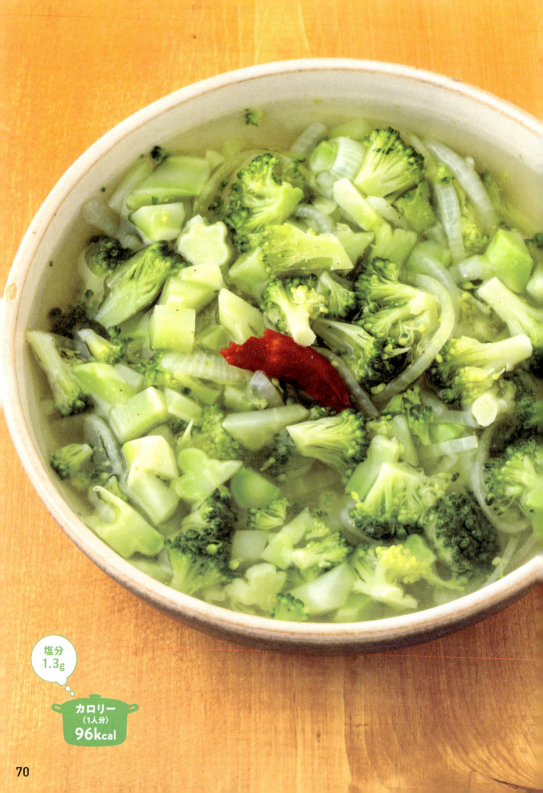

🥦 **ブロッコリーのスープ**

たっぷりブロッコリーでアンチエイジング

ブロッコリーの
ペペロンチーノスープ

材料(2人分)

ブロッコリー……………1株
たまねぎ……………1/4個
にんにく……………1片
唐辛子……………1本
オリーブ油……大さじ1
水……………400ml
塩……………小さじ1/2
こしょう……………少々

作り方

1 ブロッコリーの茎、たまねぎの皮、にんにくの皮はパックに入れておく。

2 ブロッコリーは粗みじん切りにする。たまねぎは縦半分に切ってから、横方向の薄切りにする。にんにくは潰す。唐辛子の種は抜いておく。

3 鍋にオリーブ油、唐辛子を入れ、中火でにんにくを1分ほど炒める。香りが立ってきたらたまねぎを入れ、しんなりするまで炒める。

4 ブロッコリーを加えてさっと炒めたら、水、**1**、塩を加え、ふたをして5分ほど煮る。

5 こしょうで味を調える。

この成分でさらに効果アップ!

カプサイシンが脂肪の燃焼を助ける

ペペロンチーノに欠かせない唐辛子。辛み成分であるカプサイシンは、体内の脂肪や余分な糖分の燃焼を促進。まさにダイエットに最適のスープと言えます。

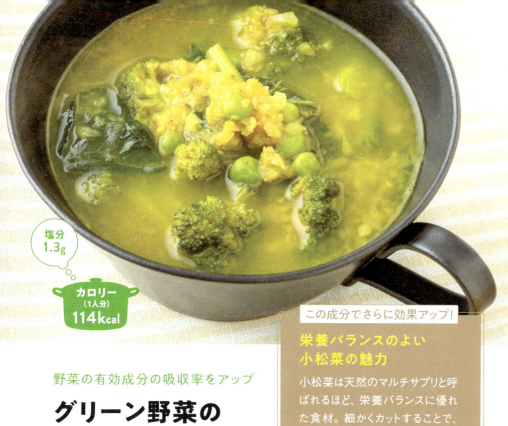

塩分 1.3g

カロリー(1人分) 114kcal

野菜の有効成分の吸収率をアップ

グリーン野菜の カレー風スープ

この成分でさらに効果アップ！
栄養バランスのよい小松菜の魅力

小松菜は天然のマルチサプリと呼ばれるほど、栄養バランスに優れた食材。細かくカットすることで、効率よく体内に吸収されます。

材料（2人分）

ブロッコリー	1/6株
小松菜	1株
グリンピース	1/4カップ
たまねぎ	1/2個
にんにく	1片
しょうが	1片
なたね油	大さじ1
カレー粉	大さじ1
水	500ml
塩	小さじ1/3
しょうゆ	小さじ1

作り方

1 たまねぎの皮などはパックに入れておく。

2 ブロッコリーは小房に分ける。小松菜は1〜3cm長さに切る。

3 にんにく、しょうが、たまねぎはざく切りにしてフードプロセッサーにかけ、みじん切りにする。

4 鍋になたね油を熱し、3を炒める。しんなりしてきたらカレー粉を入れてさっと炒め、グリンピース、水、1、2、塩を加え、ふたをして10分ほど煮る。

5 しょうゆで味を調える。

SPINACH SOUP
ほうれん草の スープ

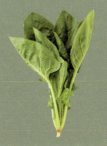

ほうれん草のここがすごい！

- ✓ 豊富な鉄分で貧血を予防
- ✓ ビタミンAやβ-カロテンで免疫力アップ
- ✓ ビタミンB群が腸のぜん動運動を活発化

豊富なビタミンや抗酸化物質を含むほうれん草。食べると若返り効果があるだけでなく、近年は、脳内のセロトニンを増やし、うつ状態を改善する効果もあるとわかってきました。

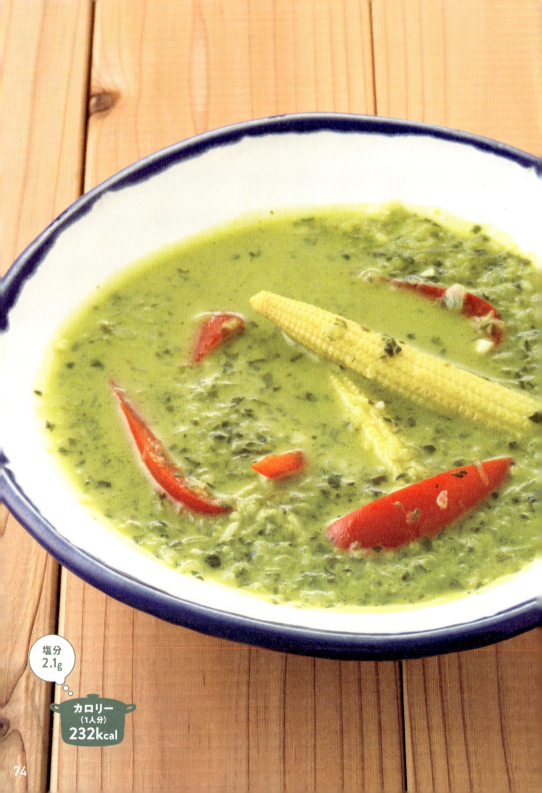

ほうれん草のスープ

ピリ辛カレーで代謝を促進!

ほうれん草の
グリーンカレー風スープ

材料(2人分)

ほうれん草	50g
香菜	30g
たまねぎ	1個
にんにく	1片
しょうが	1片
青唐辛子	1本
パプリカ(赤)	1/4個
ヤングコーン	6本
なたね油	大さじ1
ココナッツミルク	100ml
ナンプラー	大さじ1
水	300ml
レモン汁	大さじ1

作り方

1 ほうれん草の根、たまねぎの皮、にんにくの皮、しょうがの皮、青唐辛子のヘタ、パプリカのヘタと種はパックに入れておく。

2 にんにく、しょうが、たまねぎはざく切りにしてフードプロセッサーにかけ、みじん切りにする。皿などに一度取り出しておく。

3 ほうれん草、香菜、青唐辛子をフードプロセッサーにかけ、ペースト状にする。パプリカは細切りにする。

4 鍋になたね油を熱し、**2**を半透明になるまで炒める。**1**、ココナッツミルク、ナンプラー、ヤングコーン、水、**3**を加え、ふたをして10分ほど煮る。

5 火を止め、レモン汁を入れて混ぜる。

この成分でさらに効果アップ!

消化機能を活性化してデトックス

香菜は、別名パクチー。独特な香りはゲラニオールという成分によるもの。消化器官を活発にする働きがあり、代謝をアップさせて排出を促してくれます。

もやしの葉酸が赤血球の形成を助ける

ほうれん草ともやしの
ユッケジャン風スープ

材料(2人分)

ほうれん草	1/4束
にら	3～4本
もやし	1袋
コーン缶(ホール)	大さじ1
にんにく	小さじ1/4
だし汁	400ml
酒	大さじ1
しょうゆ	大さじ1
コチュジャン	小さじ1

作り方

1. にんにくの皮はパックに入れ、だしを取るときに一緒に煮出す。
2. ほうれん草、にらは3～4cm長さに切る。にんにくはすりおろす。
3. 鍋に**1**、**2**、もやし、コーン、だし汁、酒を入れ、ふたをして5分ほど煮る。
4. しょうゆとコチュジャンで味を調える。

この成分でさらに効果アップ！

ビタミンB₁の吸収を高めて疲労回復

にらの匂い成分アリシンが、疲労回復効果のあるビタミンB₁の吸収率をアップ。同時に強い抗酸化作用で、細胞を傷つける活性酸素を取り除いてくれます。

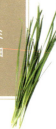

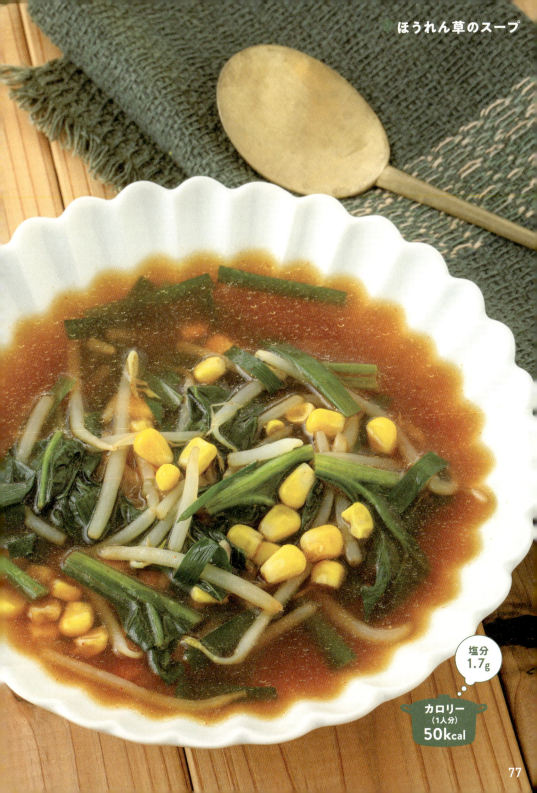

ほうれん草のスープ

塩分 1.7g

カロリー（1人分）50kcal

美肌を作るダブルのビタミンC効果

ほうれん草とねぎとのりのスープ

材料（2人分）

ほうれん草	1/4束
ねぎ	1/2本
茹で枝豆（むき身）	大さじ2
のり	全型1枚
ごま油	大さじ1
水	400ml
酒	大さじ1
オイスターソース	大さじ1
しょうゆ	大さじ1
こしょう	少々
白いりごま	適量

作り方

1 ほうれん草はざく切り、ねぎはみじん切りにする。のりは手でひと口大にちぎる。

2 鍋にごま油を熱し、ねぎを炒める。香りが立ってきたらほうれん草、水、酒を加え、1分ほど煮る。

3 のり、枝豆、オイスターソース、しょうゆ、こしょうを加える。ひと煮立ちしたら器に盛り、白いりごまをふる。

この成分でさらに効果アップ！

豊富なビタミンCがメラニンの生成を抑える

ほうれん草にはビタミンCが豊富ですが、のりにもビタミンCがたっぷり。女性に不足しがちな鉄分も含まれているので、美白だけでなく血色もよくなります。

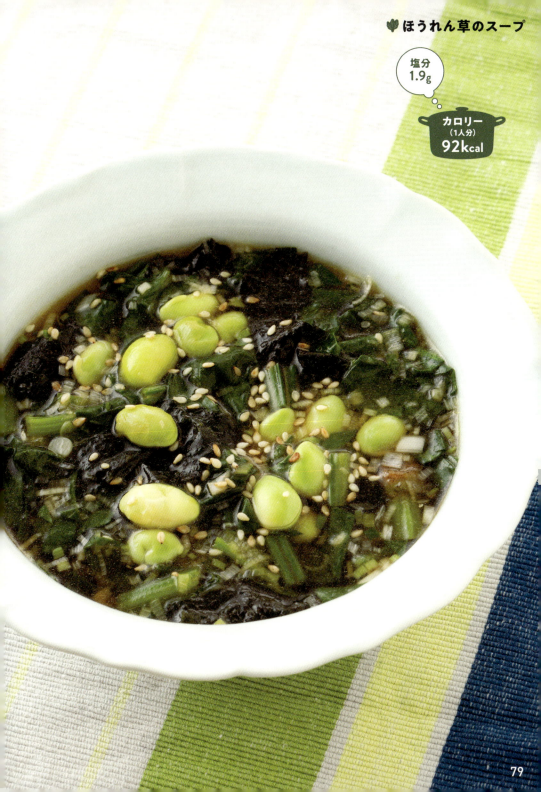

ほうれん草のスープ

塩分 1.9g

カロリー（1人分） 92kcal

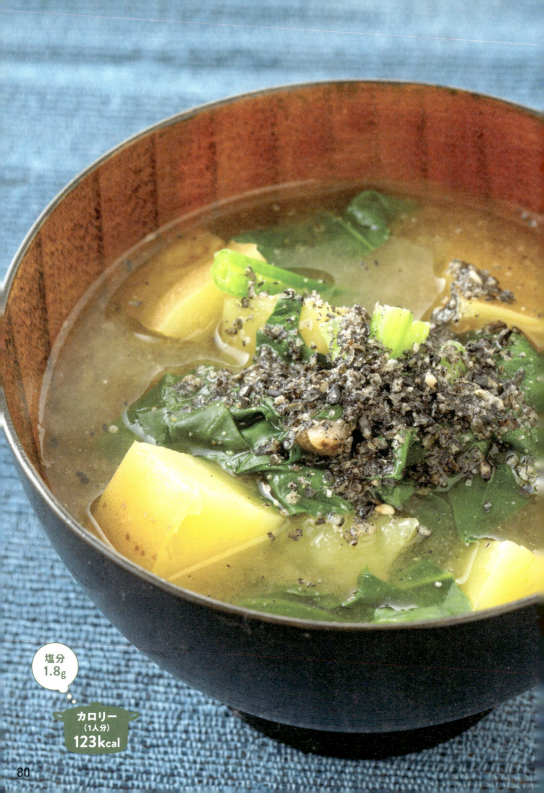

ほうれん草のスープ

黒ごまのセサミンが肝臓の機能を高める
ほうれん草の黒ごま味噌汁

材料（2人分）

ほうれん草	1/4束
じゃがいも	1個
だし汁	500ml
酒	大さじ1
味噌	大さじ1
黒すりごま	大さじ1

作り方

1. ほうれん草は2cm長さに切る。じゃがいもは皮つきのまま1cm角に切る。
2. 鍋にだし汁、酒、じゃがいもを入れ、ふたをして中火で10分ほど煮る。
3. ほうれん草を加え、30秒ほど煮たら味噌を溶き入れる。
4. 器に盛り、黒すりごまをふる。

この成分でさらに効果アップ！
抗酸化物質であるポリフェノールも摂取
ごまの抗酸化物質はセサミン。どの種類のごまにも含まれています。さらに、黒ごまはポリフェノールも豊富。すりつぶすことで効率的に摂取できます。

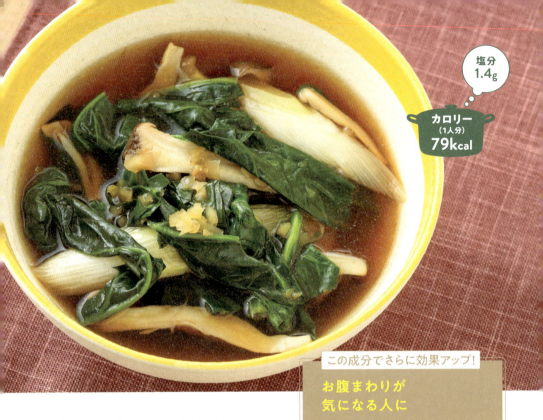

塩分 1.4g

カロリー（1人分）79kcal

満腹感のあるエリンギでダイエット

ほうれん草とエリンギとザーサイの中華スープ

この成分でさらに効果アップ！

お腹まわりが気になる人に

食物繊維が豊富で、栄養もたっぷりなエリンギはダイエットに最適な食材。代謝をアップし、中性脂肪の吸収を抑える働きもあります。

材料（2人分）

- ほうれん草 ………… 50g
- エリンギ ………… 大1本
- ねぎ ………………… 50g
- ザーサイ（みじん） ………………… 大さじ1
- ごま油 …………… 大さじ1
- 水 ………………… 400ml
- しょうゆ ………… 大さじ1

作り方

1. ほうれん草は3cm長さに切る。エリンギは手で1本を縦6等分に裂く。ねぎは斜め切りにする。
2. 鍋にごま油を入れて中火で熱し、エリンギとねぎを入れて炒める。エリンギがしんなりしてきたらほうれん草、水、ザーサイを加え、ふたをして5分ほど煮る。
3. しょうゆで味を調える。

PUMPKIN SOUP

かぼちゃのスープ

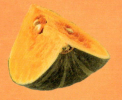

かぼちゃのここがすごい！

- ✓ 強い抗酸化力を持つβ-カロテンが豊富
- ✓ 悪玉コレステロールの酸化を抑える
- ✓ 免疫力を高めて病気になりにくい体を作る

老化の原因となる活性酸素を除去すると言われるβ-カロテン、ビタミンA、C、Eがたっぷり。その栄養はワタや皮にも詰まっています。また、熟すほど栄養価もアップ！

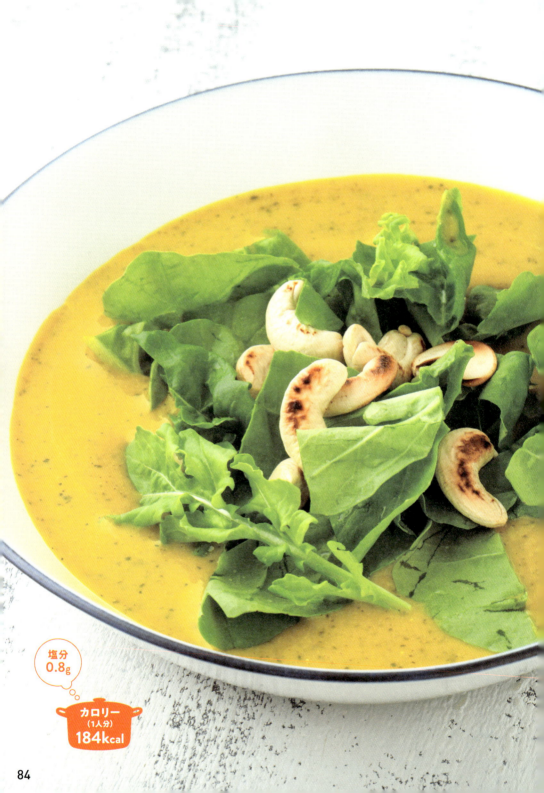

かぼちゃのスープ

お腹に優しい疲労回復食!

かぼちゃとルッコラの
ヨーグルトスープ

材料(2人分)

かぼちゃ	200g
ルッコラ	1束
カシューナッツ	20g
水	300ml
ヨーグルト(プレーン)	100ml
塩	小さじ1/4

作り方

1. かぼちゃはひと口大に切る。ルッコラはざく切りにする。
2. フライパンにカシューナッツを入れ、揺すりながら弱火〜中火で1〜3分ほど乾煎りする。
3. 鍋に水とかぼちゃを入れ、ふたをして10分ほど煮る。
4. ハンドブレンダーなどでなめらかになるまで撹拌し、ヨーグルトを加えて混ぜ合わせる。
5. 塩で味を調える。器に盛り、ルッコラとカシューナッツをのせる。

この成分でさらに効果アップ!

血管や肌の老化を防いで若々しく

ルッコラにはβ-カロテン、ビタミンC、ビタミンEなどの抗酸化物質がたっぷり。細胞を傷つける物質を除去し、辛み成分ががん細胞の増殖を抑制してくれます。

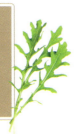

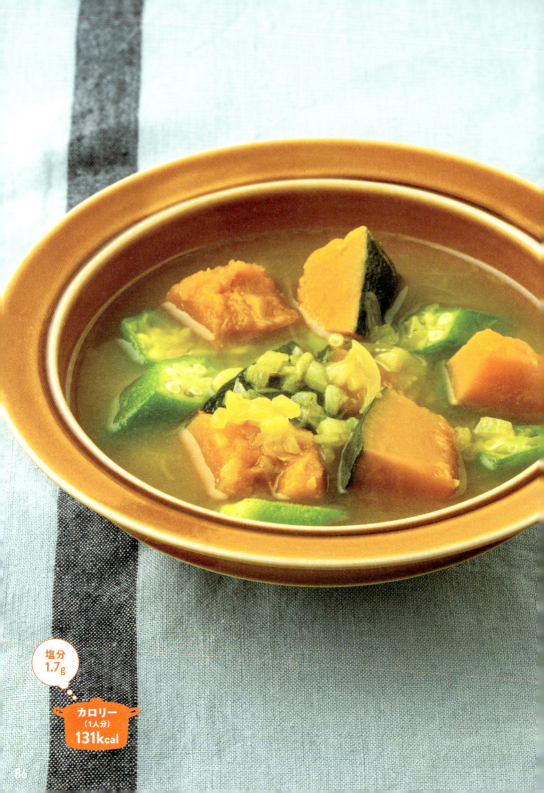

🎃 かぼちゃのスープ

さまざまなスパイスで不調から回復

かぼちゃとオクラのスープカレー

材料(2人分)

かぼちゃ ……………… 100g
オクラ ……………… 4〜5本
たまねぎ ……………… 1/4個
にんにく ……………… 1/2片
太白ごま油 ……… 大さじ1
カレー粉 ……… 大さじ1/2
塩 ……………… 小さじ1/2
しょうゆ ……………… 小さじ1
水 …………………… 500ml

作り方

1 たまねぎの皮、オクラのガク、にんにくの皮はパックに入れておく。

2 かぼちゃは1cm角に、オクラは斜め切りにする。たまねぎ、にんにくはみじん切りにする。

3 鍋に太白ごま油を入れて熱し、たまねぎ、にんにくを入れ、中火でしんなりするまで炒める。

4 カレー粉、塩、かぼちゃ、オクラの順に加え、その都度炒める。水と**1**を入れてふたをし、10分ほど煮る。

5 しょうゆで味を調える。

この成分でさらに効果アップ!

漢方薬にも使われるスパイスの力

カレー粉は、さまざまなスパイスがミックスされたもの。ターメリックはウコン、クローブは丁字というように漢方薬にも使われているものが多く含まれています。

87

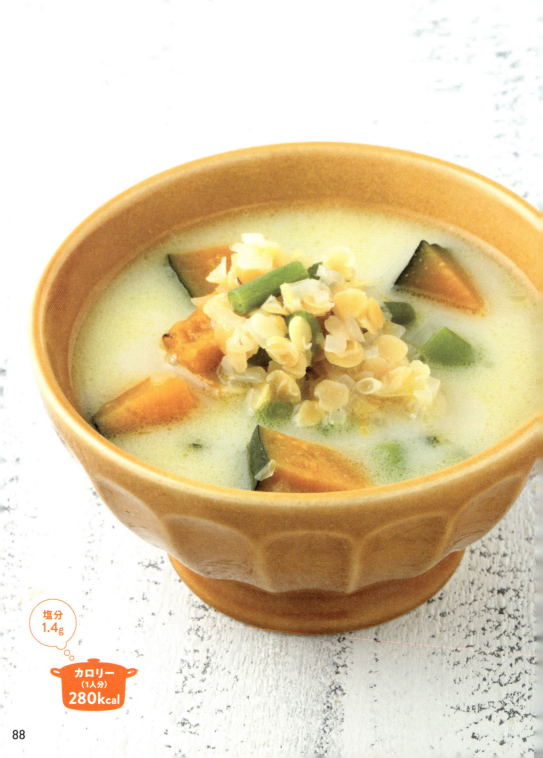

かぼちゃのスープ

いんげんで9種類の必須アミノ酸が摂れる

かぼちゃといんげんの
アーモンドスープ

材料(2人分)

かぼちゃ	100g
いんげん	3〜4本
レンズ豆	1/4カップ
たまねぎ	1/4個
アーモンドミルク	100ml
太白ごま油	大さじ1
水	400ml
塩	小さじ1/2

作り方

1 いんげんのヘタ、たまねぎの皮はパックに入れておく。

2 かぼちゃは1.5cm角、いんげんは1cm長さに切る。レンズ豆は洗ってざるにあげる。たまねぎはみじん切りにする。

3 鍋に太白ごま油を熱し、たまねぎを入れたら中火でしんなりするまで炒める。

4 かぼちゃ、いんげんを加え、その都度炒める。水、1、塩、レンズ豆を加え、ふたをして10分ほど煮る。

5 アーモンドミルクを加えて混ぜる。

この成分でさらに効果アップ!

オレイン酸で悪玉コレステロールを排出

アーモンドミルクにはオレイン酸が豊富。オレイン酸は悪玉コレステロールの排出を促して、血液をサラサラに。インスリンの過剰な分泌も抑えてくれます。

2種の食物繊維が一度に摂れる

かぼちゃとさつまいもと りんごのポタージュ

材料(2人分)

かぼちゃ	150g
さつまいも	100g
りんご	50g
水	500ml
塩	小さじ1/4
シナモン	少々

作り方

1. かぼちゃ、さつまいも、りんごは皮つきのままひと口大に切る。
2. 鍋に**1**と水を入れ、ふたをして中火で10分ほど煮る。
3. ハンドブレンダーなどでなめらかになるまで撹拌する。
4. 塩で味を調える。器に盛り、シナモンをふる。

この成分でさらに効果アップ！
腸内環境を整えて病気に強い体に

さつまいもは不溶性食物繊維、りんごは水溶性食物繊維の宝庫。腸の状態を改善する効果があります。さらに、りんごのポリフェノールにはがんを抑制する働きも。

🎃 **かぼちゃのスープ**

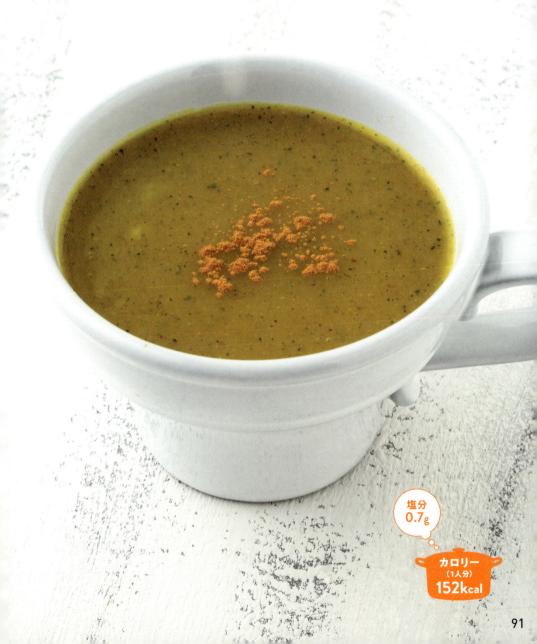

塩分 0.7g

カロリー（1人分） 152kcal

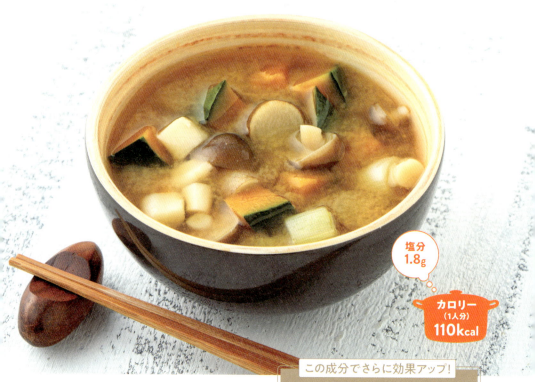

塩分 1.8g
カロリー(1人分) 110kcal

不溶性食物繊維が老廃物を絡め取る

かぼちゃとごぼうとしめじのコロコロスープ

この成分でさらに効果アップ!

ごぼうとしめじがダブルで働く!

ごぼうやしめじは、不溶性食物繊維が豊富。水分を吸収して膨らみ、腸のぜん動運動を促進。老廃物を絡め取って、体外へ排出します。

材料(2人分)

- かぼちゃ ……… 100g
- ごぼう ……… 50g
- しめじ ……… 30g
- ねぎ ……… 30g
- だし汁 ……… 400ml
- 酒 ……… 大さじ1
- 味噌 ……… 大さじ1と1/2

作り方

1 ねぎの青い部分は、だしを取るときに一緒に煮出す。

2 かぼちゃ、ごぼう、しめじ、ねぎは1cm角に切る。

3 鍋に2、だし汁、酒を入れ、ふたをして10分ほど煮る。

4 味噌を溶き入れる。

EGGPLANT SOUP
なすのスープ

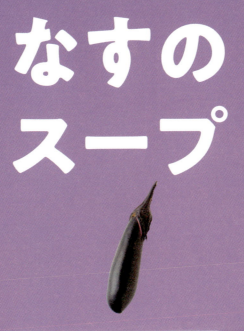

なすのここがすごい！

- ✓ 強い抗酸化力のあるナスニンがたっぷり
- ✓ 病気の予防だけでなく、美容効果も期待！
- ✓ 体の熱を外に逃がして夏バテを予防

効果の高い成分がたっぷりのなす。その割に、カロリーが低いことも嬉しいポイント。つまり、含まれている栄養素の面でも、カロリー面でも美容に優れた食材と言えます。

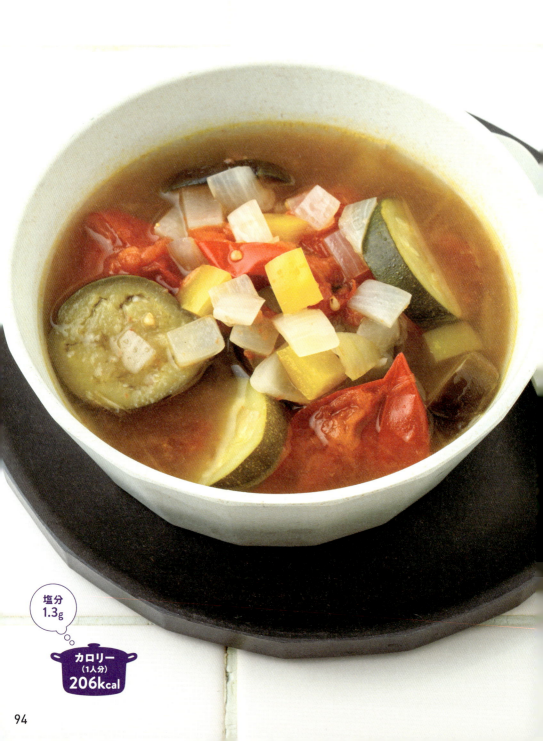

なすのスープ

抗酸化野菜が一気に摂れるスペシャルスープ
ラタトゥイユスープ

材料(2人分)

なす	2本
たまねぎ	1/2個
パプリカ(黄)	1/4個
トマト	大1個
ズッキーニ	1/2本
にんにく	小1片
オリーブ油	大さじ1
ローリエ	1枚
水	400ml
塩	小さじ2/3
こしょう	少々

作り方

1. たまねぎの皮、パプリカのヘタと種、トマトのヘタはパックに入れておく。

2. なす、ズッキーニは1cm長さの輪切り、たまねぎ、パプリカは1cmの角切り、トマトは6〜8等分のくし形切りにする。にんにくは潰す。

3. 鍋にオリーブ油を入れて中火で熱し、にんにくとローリエを炒める。香りが立ってきたらたまねぎを入れ、1〜3分ほど炒める。なす、ズッキーニ、パプリカの順に加え、その都度1〜3分ほど炒める。

4. トマト、水、1を加え、塩、こしょうを加える。ふたをして、弱火〜中火で10分ほど煮る。

この成分でさらに効果アップ!

塩分の摂りすぎやむくみにも効く!

なす、たまねぎ、パプリカ、トマト、ズッキーニと抗酸化力の強い野菜が一度に摂れるレシピ。カリウム豊富な野菜が多いので、むくみや高血圧の予防にも最適です。

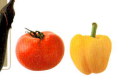

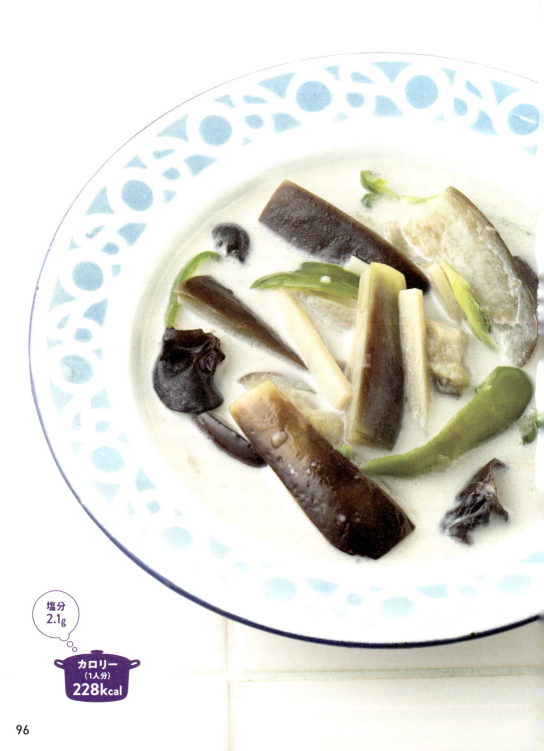

♪ なすのスープ

血糖値の急激な上昇を抑える

なすとピーマンとたけのこの
ココナッツスープ

材料(2人分)

なす ……………………… 2本
ピーマン ………………… 1個
にんにく ………………… 1片
しょうが ………………… 1片
たけのこ(茹で) ……… 30g
きくらげ(乾燥)………… 1g
ココナッツオイル
………………………… 大さじ2
ココナッツミルク
……………………………100ml
水 ……………………………300ml
ナンプラー ……… 大さじ1

作り方

1 なすのヘタ、ピーマンのヘタと種、にんにくの皮、しょうがの皮はパックに入れておく。

2 なすは長さを半分にして、縦6〜8等分に切る。ピーマンは細切り、たけのこは千切りにする。きくらげは水(分量外)で戻してから細切りにする。

3 にんにくとしょうがはすりおろす。

4 鍋にココナッツオイルを熱し、にんにく、しょうがを入れて、中火で香りが立つまで炒める。

5 **2**を入れて炒める。全体に油が回ったら水と**1**を入れ、ふたをして5分ほど煮る。

6 ココナッツミルクを加えて混ぜ、ナンプラーで味を調える。

この成分でさらに効果アップ！

ココナッツとたけのこの相乗効果

ココナッツは脂肪として蓄積されにくい中鎖脂肪酸が豊富。血糖値も上がりにくい性質があります。たけのこを食べると内臓脂肪や皮下脂肪がつきにくくなります。

97

なすのうまみと栄養をすぐに吸収!

なすの山形だし風スープ

材料（2人分）

なす	1本
オクラ	2本
みょうが	1個
しょうが	1片
しそ	5枚
水	400ml
酒	大さじ1
がごめ昆布	10g
しょうゆ	大さじ1

作り方

1 なすとオクラのヘタはパックに入れ、だしを取るときに一緒に煮出す。

2 なす、オクラ、みょうが、しょうが、しそはみじん切りにする。

3 鍋に水、酒、なす、がごめ昆布を入れ、2〜3分ほど煮る。

4 みょうが、しょうが、しそ、しょうゆを加え、1分ほど煮る。

この成分でさらに効果アップ!

しその香りが胃酸過多を防止

しそのポリフェノールは、きざむことで体に効率よく吸収され、胃酸過多を防止。材料を細かく刻むこのレシピは、成分を効率よく吸収するのにうってつけです。

🍆 なすのスープ

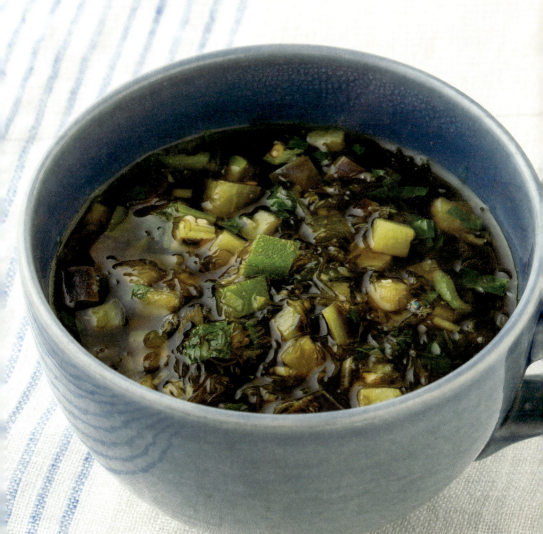

塩分 1.8g

カロリー (1人分) 36kcal

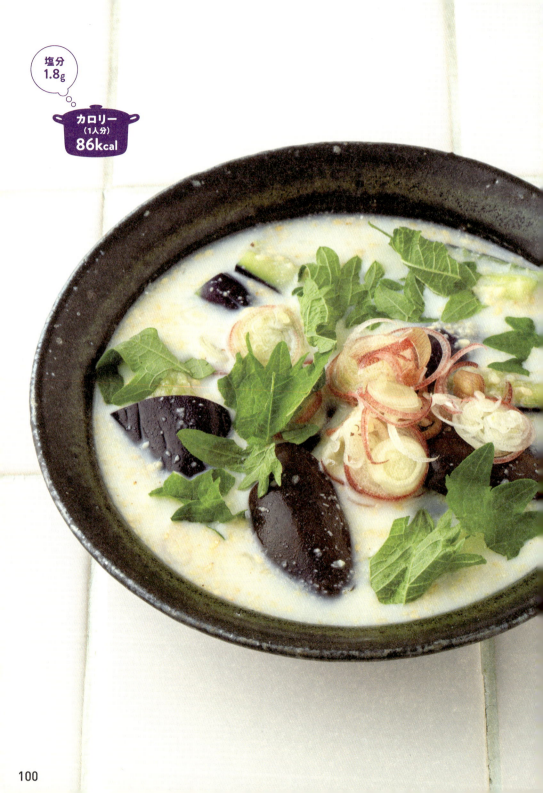

♪なすのスープ

イソフラボンたっぷりの豆乳でまろやかに

蒸しなすの冷汁風味噌汁

材料(2人分)

なす…………………… 2本
みょうが ……………… 1個
しそ ………………… 2〜3枚
だし汁 ……………300ml
豆乳 ………………100ml
味噌 ……… 大さじ1と1/2
白すりごま…… 大さじ1/2

作り方

1 なすのヘタはパックに入れ、だしを取るときに一緒に煮出す。

2 なすはラップで包んで耐熱皿に入れ、電子レンジで3分加熱する。ラップごと冷水に取り、冷めたら食べやすい大きさに切る。みょうがは小口切りにする。しそは手で食べやすい大きさにちぎる。

3 だし汁に味噌を溶き入れ、豆乳を加えて混ぜる。

4 2と白すりごまを入れる。

この成分でさらに効果アップ!

香り成分α-ピネンでストレス緩和

みょうがの香り成分α-ピネンや辛み成分ミョウガジアールは、血行をよくしてデトックス。神経の興奮を鎮めて、ストレスを和らげる作用もあります。

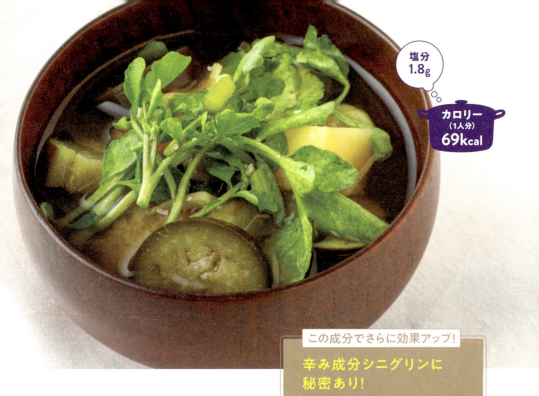

塩分 1.8g
カロリー（1人分） 69kcal

食欲を増進して体力を回復
なすとクレソンの味噌汁

この成分でさらに効果アップ！

辛み成分シニグリンに秘密あり！

クレソンの辛みは、食欲増進効果のあるシニグリンという成分。消化液の分泌を促して消化を助け、余分な毒素を排出してくれます。

材料（2人分）

なす	1本
クレソン	1/2束
じゃがいも	小1個
だし汁	400ml
酒	大さじ1
味噌	大さじ1と1/2

作り方

1. なすのヘタはパックに入れ、だしを取るときに一緒に煮出す。

2. なすは半月に切る。クレソンの茎は細かく切り、葉の部分はざく切りにする。じゃがいもは皮つきのまま1.5cm角に切る。

3. 鍋にだし汁、酒、なす、じゃがいも、クレソンの茎を入れ、じゃがいもが柔らかくなるまで中火で3〜4分ほど煮る。

4. 味噌を溶き入れ、クレソンの葉を加える。

ASPARAGUS SOUP

アスパラガスのスープ

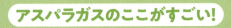

アスパラガスのここがすごい!

- ✓ ビタミンB群やCは疲労を回復して美肌に
- ✓ アスパラギン酸が体内の毒素の排出を促す
- ✓ 新陳代謝を活発にして、お肌に潤いを!

アスパラガスに多く含まれることから名付けられた「アスパラギン酸」。ミネラルを細胞に取り込みやすくすることで、体内のサイクルを正常化。疲労を回復してくれます。

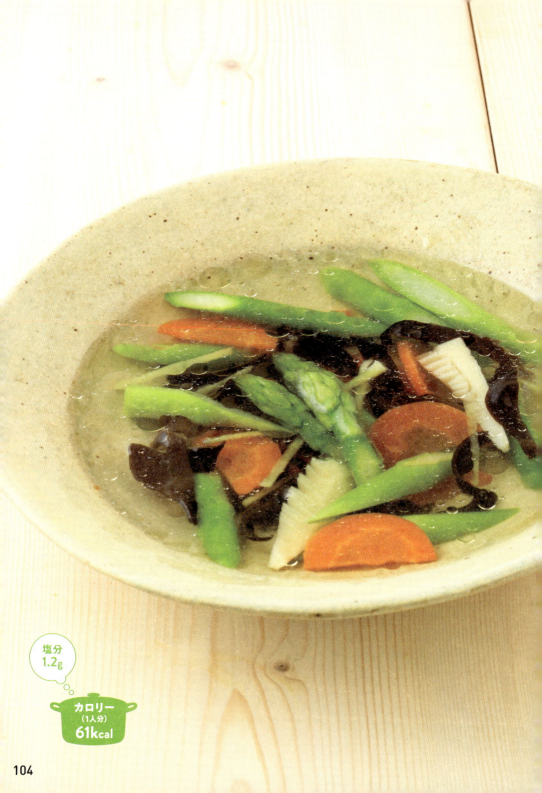

塩分
1.2g

カロリー
(1人分)
61kcal

アスパラガスのスープ

植物性コラーゲンでお肌ぷりぷり

アスパラガスのタイピーエン風スープ

材料（2人分）

アスパラガス	1束
にんじん	20g
たけのこ（茹で）	20g
きくらげ（乾燥）	1g
しょうが	1片
水	500ml
酒	大さじ1
塩	小さじ1/2
ごま油	大さじ1/2

作り方

1. にんじんの皮、しょうがの皮はパックに入れておく。

2. アスパラガスは斜め切り、にんじんは半月切り、たけのこはくし形切り、しょうがは千切りにする。きくらげは水（分量外）で戻し、細切りにする。

3. 鍋に1、2、水、酒、塩を入れ、ふたをして5分ほど煮る。

4. 火を止め、ごま油を回し入れる。

この成分でさらに効果アップ！

きくらげはスーパー美容野菜！

きくらげはビタミンD含有量ナンバーワン。骨や歯ぐきを丈夫にする効果抜群です。ぷるぷるした食感は植物性コラーゲンによるもので、美肌効果も期待できます。

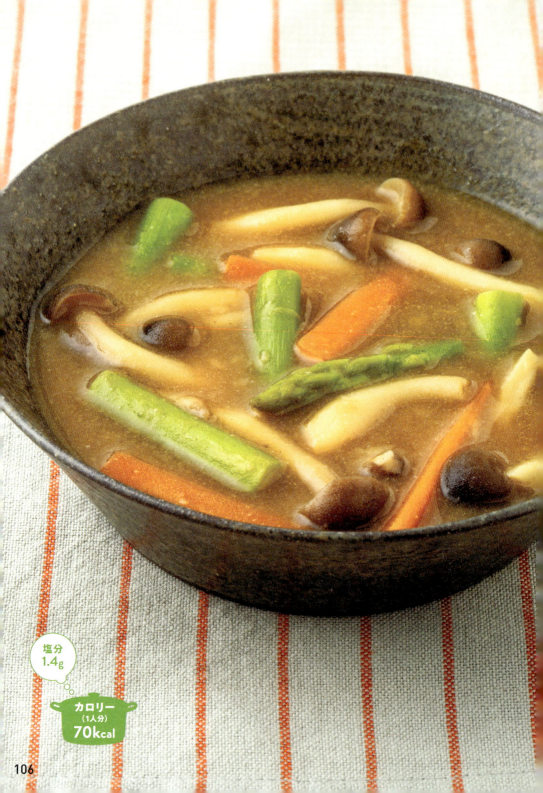

アスパラガスのスープ

腸内環境を整えて血糖値や血圧を改善

アスパラガスとしめじと
そば粉ののっぺい汁

材料(2人分)

アスパラガス ············· 1束
にんじん ····················· 20g
しめじ ························· 50g
だし汁 ······················· 400ml
そば粉 ············· 大さじ2
しょうゆ············· 大さじ1

作り方

1 アスパラガスは斜め切り、にんじんは細切りにする。しめじは小房に分ける。

2 鍋にだし汁、**1**を入れ、ふたをして5分ほど煮る。

3 ボウルにそば粉を入れ、**2**のだし汁をお玉1杯ほど加えて練る。鍋に戻し入れ、1〜2分ほどとろみがつくまで煮る。

4 しょうゆで味を調える。

この成分でさらに効果アップ!

そばのルチンが高血圧予防にアプローチ

そば粉に含まれるルチンというポリフェノールは、アンチエイジングだけでなく、毛細血管に働きかけて高血圧を改善。血管を丈夫にする働きもあります。

107

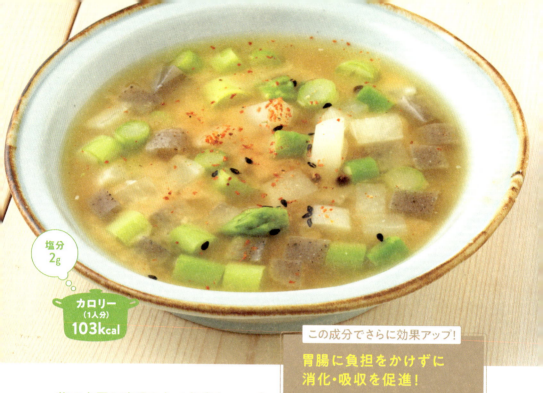

塩分 2g

カロリー（1人分） 103kcal

茹で大豆と味噌の力で免疫力アップ
アスパラガスの呉汁

この成分でさらに効果アップ！
胃腸に負担をかけずに消化・吸収を促進！
大豆をペースト状にすることで、大豆オリゴ糖やイソフラボンなどの有効成分をスムーズに吸収。腸内環境を整え、免疫力を高めます。

材料（2人分）

アスパラガス	1/2束
かぶ	1個
こんにゃく	50g
大豆（水煮）	80g
だし汁	400ml
味噌	大さじ1と1/2
七味唐辛子	適宜

作り方

1. アスパラガス、かぶ、こんにゃくは1cm角に切る。
2. 大豆はすり鉢などで潰す。
3. 鍋にだし汁、1を入れ、5分ほど煮る。
4. 2を加えてよく混ぜ、味噌を溶き入れる。器に盛り、好みで七味唐辛子をふる。

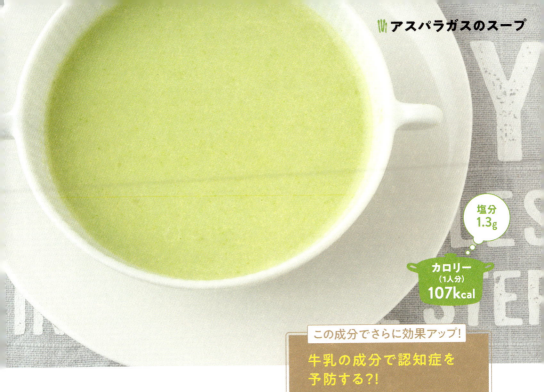

アスパラガスのスープ

塩分 1.3g

カロリー（1人分） 107kcal

この成分でさらに効果アップ！
牛乳の成分で認知症を予防する?!
牛乳に含まれるビタミンB12やホエーたんぱくが、アルツハイマー型認知症の因子を低下。物忘れを改善してくれる効果もあります。

抗酸化力抜群のコクのあるポタージュ
アスパラガスのクリームスープ

材料(2人分)
- アスパラガス ………… 1束
- たまねぎ ………… 1/2個
- オリーブ油 ……… 大さじ1
- 水 ………… 300ml
- 塩 ………… 小さじ2/3
- 牛乳 ………… 50ml

作り方
1. たまねぎの皮は、パックに入れておく。
2. アスパラガスは斜め切り、たまねぎは薄切りにする。
3. 鍋にオリーブ油を熱し、たまねぎを入れて中火でしんなりするまで炒める。
4. アスパラガスも加えて1分ほど炒めたら、水、**1**、塩を入れ、ふたをして10分ほど煮る。
5. **1**を取り出し、ハンドブレンダーなどでなめらかになるまで撹拌したら、牛乳を加えて混ぜる。

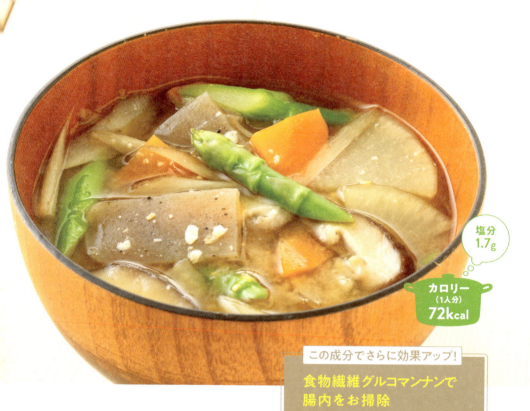

塩分 1.7g

カロリー(1人分) 72kcal

この成分でさらに効果アップ！

食物繊維グルコマンナンで腸内をお掃除

こんにゃくには、ビタミンやミネラルもほとんどなし。ただし、食物繊維が血糖値やコレステロールを下げ、生活習慣病を改善します。

抗酸化野菜で彩る日本を代表する汁

アスパラガスのごまけんちん汁

材料（2人分）

アスパラガス	1束
だいこん	50g
にんじん	20g
しいたけ	1枚
ごぼう	30g
こんにゃく	50g
水	500ml
酒	大さじ1
味噌	大さじ1と1/2

作り方

1. アスパラガスは斜め切り、だいこん、にんじんはいちょう切り、しいたけは薄切りにする。ごぼうはささがきにする。こんにゃくは短冊切りにする。

2. 鍋に水、酒、1のアスパラガス以外を入れてふたをし、中火で8分ほど煮る。

3. アスパラガスを加え、1分ほど煮たら、味噌を溶き入れる。

PAPRIKA SOUP

パプリカの
スープ

パプリカのここがすごい!

☑ 疲労回復効果の高いキサントフィルが豊富

☑ 老化の原因物質を除去してアンチエイジング

☑ β-クリプトキサンチンが脂肪を燃やす!

パプリカに含まれる「キサントフィル」は、カロテンよりもアンチエイジング効果が高いとされる成分。パプリカにはにんじんの50倍、トマトの100倍含まれているのです。

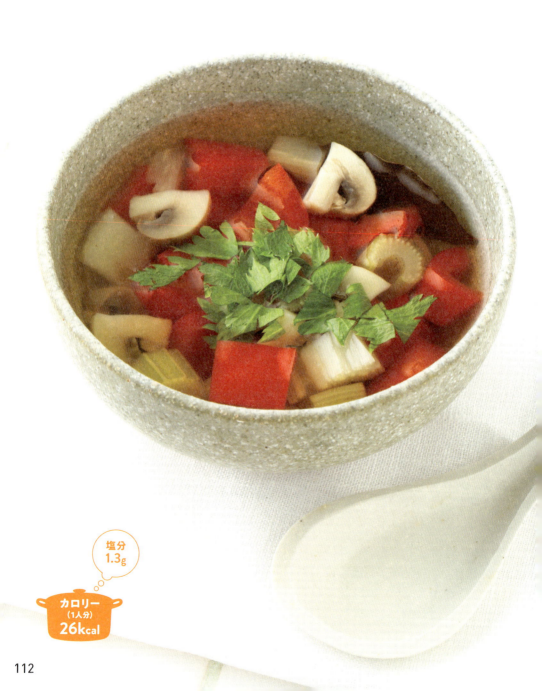

パプリカのスープ

肌を若返らせるデトックススープ

パプリカとセロリと
マッシュルームのスープ

材料(2人分)

パプリカ(赤) ……… 1/2個
セロリ …………………… 50g
マッシュルーム … 3〜4個
水 …………………… 400ml
白ワイン ………… 大さじ1
塩 ……………… 小さじ1/2
ローリエ ………………… 1枚
こしょう ………………… 少々

作り方

1 パプリカのヘタと種、セロリの青い葉と根はパックに入れておく。

2 パプリカ、セロリ、マッシュルームは1.5cm角に切る。

3 鍋に **1**、**2**、水、白ワイン、塩、ローリエを入れ、ふたをして10分ほど煮る。

4 こしょうで味を調える。

この成分でさらに効果アップ!

パントテン酸が皮膚や粘膜を健康に

マッシュルームは食物繊維のほか、ビタミンB群がたっぷり。なかでもパントテン酸は、皮膚や粘膜を修復するだけでなく、ストレスを緩和する効果もあります。

β-カロテンたっぷりの食材で作る

蒸しパプリカとにんじんのポタージュ

材料（2人分）

- パプリカ（黄）………… 1個
- にんじん ………… 100g
- たまねぎ ………… 1/4個
- ローリエ ………… 1枚
- 水 ………… 400ml
- 白ワイン ………… 大さじ1
- 塩 ………… 小さじ1

作り方

1. パプリカのヘタと種、にんじんの皮、たまねぎの皮、ローリエはパックに入れておく。
2. パプリカ、たまねぎは細切り、にんじんは薄い輪切りにする。
3. 鍋に**1**、**2**、水、白ワイン、塩を入れ、ふたをして10分ほど煮る。
4. **1**を取り出し、ハンドブレンダーなどでなめらかになるまで撹拌する。

この成分でさらに効果アップ！

忘れちゃいけない名脇役、ローリエ

ローリエは別名ベイリーフとも呼ばれる、洋風の煮物などによく使われるハーブ。血の巡りをよくして消化を促進し、腎臓の働きを高めてくれる効果があります。

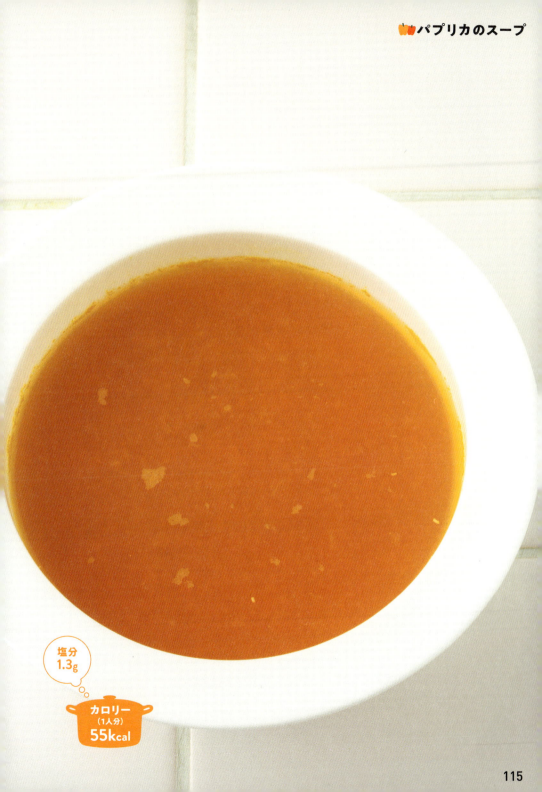

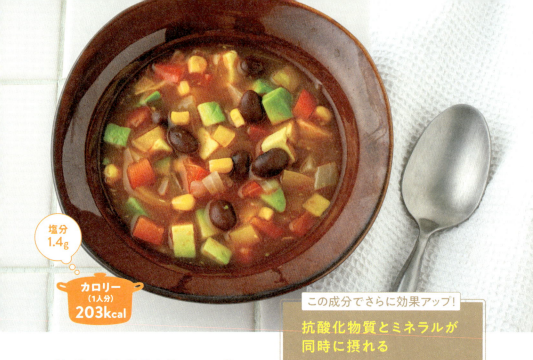

塩分 1.4g

カロリー(1人分) 203kcal

抜群の美容効果を持つスープ

パプリカのメキシカンスープ

この成分でさらに効果アップ！

抗酸化物質とミネラルが同時に摂れる

アボカドは体の機能を高めるビタミン、ミネラルのほか、たんぱく質や良質な脂肪を含み、コクのある満足スープに仕上げてくれます。

材料(2人分)

パプリカ(赤・黄)	各1/4個
たまねぎ	1/4個
アボカド	1/2個
コーン缶(ホール)	大さじ2
黒豆(水煮)	1/4カップ
にんにく	1片
オリーブ油	大さじ1
唐辛子	1本
ローリエ	1枚
トマトピューレ	大さじ2
水	400ml
塩	小さじ1/2

作り方

1. パプリカのヘタと種、たまねぎの皮、アボカドの皮と種、にんにくの皮はパックに入れておく。
2. パプリカ、たまねぎ、アボカドは1cm角に切る。にんにくは潰す。
3. 鍋にオリーブ油を熱し、にんにく、唐辛子、ローリエを入れ、中火で香りが立つまで炒める。
4. たまねぎ、パプリカ、コーン、黒豆の順に加えてその都度炒める。トマトピューレ、水、**1**、塩を入れ、ふたをして10分ほど煮る。
5. **1**を取り出し、アボカドを入れてひと煮立ちさせる。

パプリカのスープ

カロリーオフなのに栄養ぎっしり!

パプリカとチンゲン菜のしらたき入り黒酢スープ

この成分でさらに効果アップ!

抗酸化成分と食物繊維がいい!

チンゲン菜は、抗酸化力の高いβ-カロテンがたっぷり。カリウムも豊富なので、余分な塩分の排出を助けて高血圧を改善します。

材料(2人分)

パプリカ(赤・黄)	各1/4個
ねぎ	50g
チンゲン菜	1株
しらたき	1/2袋
だし汁	400ml
酒	大さじ1
しょうゆ	大さじ1
ごま油	小さじ1
黒酢	大さじ1

作り方

1. ねぎの青い部分などはパックに入れ、だしを取るときに一緒に煮出す。
2. パプリカは細切り、ねぎは斜め切りにする。チンゲン菜は葉と軸の部分を分け、軸の部分は縦6〜8等分、葉の部分はざく切りにする。しらたきはアクを抜き、ざく切りにする。
3. 鍋にだし汁、1、2、酒を入れ、ふたをして5分ほど煮る。
4. しょうゆ、ごま油、黒酢で味を調える。

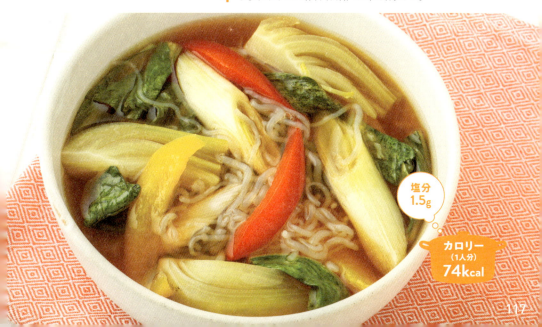

塩分 1.5g

カロリー(1人分) 74kcal

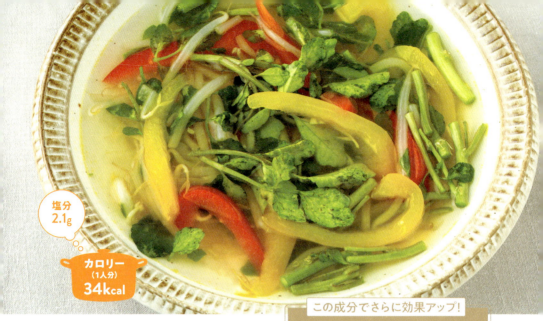

塩分 2.1g

カロリー（1人分） 34kcal

ナンプラーのタウリンで効き目プラス

パプリカとクレソンともやしのナンプラースープ

この成分でさらに効果アップ！

もやしのアミラーゼが消化を助ける

大豆が発芽してできるもやし。その発芽の過程で、ビタミンCと消化酵素アミラーゼを生成。胃腸を助け、食欲不振も解消します。

材料（2人分）

パプリカ（赤・黄） ……………… 各1/4個
クレソン ……………… 1/2束
もやし ……………… 1/2袋
にんにく ……………… 1片
なたね油 ……………… 大さじ1
唐辛子 ……………… 1本
水 ……………… 400ml
ナンプラー ……………… 大さじ1

作り方

1. パプリカのヘタと種などはパックに入れておく。

2. パプリカは細切り、にんにくはみじん切りにする。クレソンの茎の部分は1〜3cm長さに切り、葉の部分はざく切りにする。

3. 鍋になたね油を中火で熱し、にんにく、唐辛子を入れ、香りが立ってくるまで1分ほど炒める。

4. パプリカ、クレソンの茎、もやしを加え、さっと炒める。水、1を入れてふたをし、5分ほど煮る。

5. クレソンの葉、ナンプラーを入れ、ひと煮立ちさせる。

SHUNGIKU SOUP

春菊のスープ

春菊のここがすごい!

- ✓ 強い抗酸化力で風邪や肌荒れを予防
- ✓ クロロフィルがコレステロールを排出
- ✓ ペリルアルデヒドが胃腸の調子を整える

鍋料理でしか使わない、という声をよく聞きますが、実は使い勝手抜群の野菜。ビタミンCやたんぱく質と一緒に摂ると、鉄の吸収がアップ。肉や魚のおかずと合わせましょう。

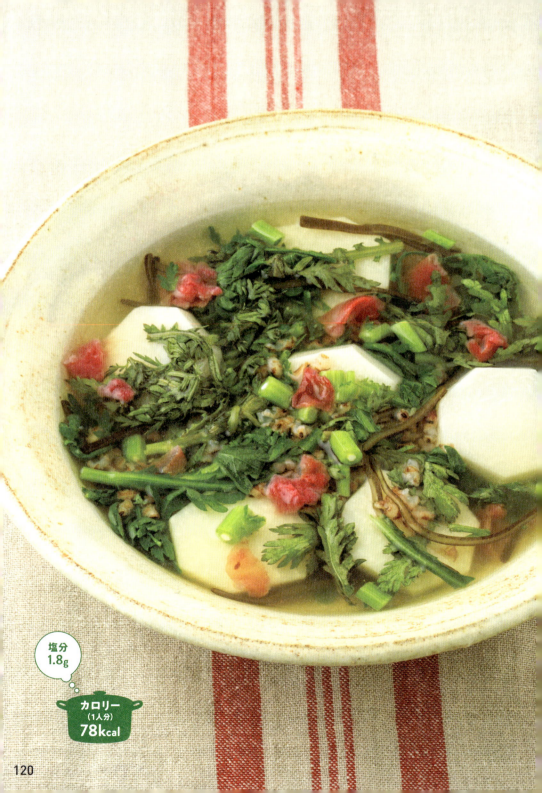

春菊のスープ

ビタミンたっぷりの玄米で食べ応え十分

春菊と里いもの玄米スープ

材料(2人分)

春菊	1/4束
里いも	2個
梅干し	1個
玄米	大さじ1
きざみ昆布	5g
水	500ml
塩	小さじ1/2

作り方

1 里いもの皮、梅干しの種はパックに入れておく。

2 春菊の茎は小口切り、葉の部分はざく切りにする。里いもは輪切りにする。

3 玄米はフライパンに入れ、中火で白くはじけてくるまで乾煎りする。

4 鍋にきざみ昆布、水、塩、**1**、春菊の茎、里いも、**3**を入れ、ふたをして10分ほど煮る。

5 春菊の葉を加える。器に盛り、ちぎった梅干しを散らす。

この成分でさらに効果アップ!

コレステロールを下げるガラクタン

里いもに含まれる多糖類・ガラクタンは、コレステロールや血糖値を正常にしてくれる効果が。たんぱく質の吸収を高めてスタミナもアップします。

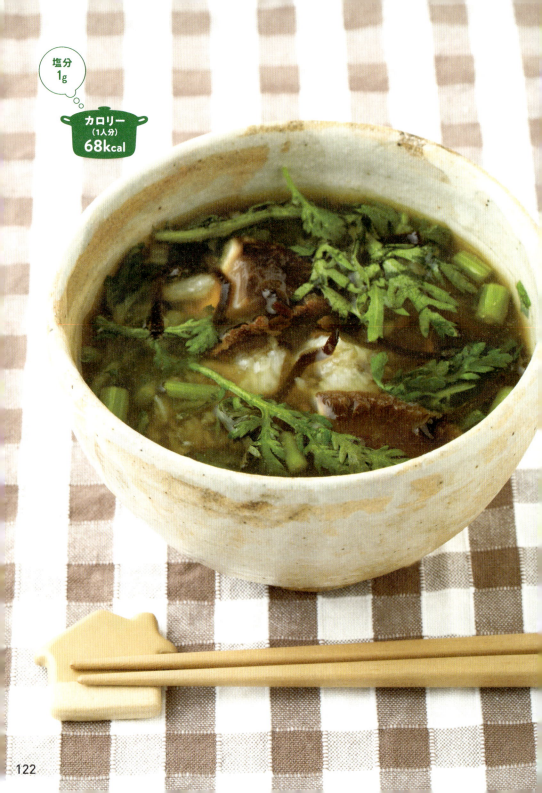

🌿 春菊のスープ

体を温め血流を増やすとろみスープ
春菊と長いものトロトロスープ

材料(2人分)

春菊	1/4束
長いも	100g
干ししいたけ	2枚
水	400ml
塩昆布	10g
しょうゆ	少々

作り方

1 長いもの皮はパックに入れておく。

2 春菊の茎は小口切り、葉の部分はざく切りにする。長いもはビニール袋に入れ、麺棒などで叩いて潰す。

3 鍋に干ししいたけと**1**、水を入れてふたをし、5分ほど煮る。しいたけを取り出してひと口大に切り、再度鍋に入れる。

4 長いも、春菊を入れて1〜3分ほど煮る。

5 塩昆布、しょうゆで味を調える。

この成分でさらに効果アップ!

でんぷん消化酵素で疲労回復

長いもは消化吸収を助けるアミラーゼやジアスターゼが豊富。また、ジオスゲニンという成分には大腸がんを抑制し、認知症を予防する働きもあります。

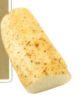

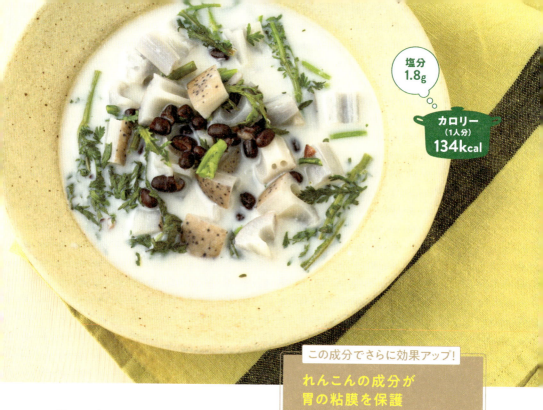

塩分 1.8g

カロリー（1人分） 134kcal

胃腸に優しい豆乳のまろやかスープ

春菊とれんこんの豆乳スープ

この成分でさらに効果アップ！

れんこんの成分が胃の粘膜を保護

れんこんのねばねば成分は、粘膜を丈夫にする働きがあります。ビタミンCやカリウムも豊富なので、美肌やむくみにも効果的。

材料（2人分）

- 春菊 ………… 1/4束
- れんこん ………… 1節
- あずき（水煮）……… 40g
- だし汁 ………… 300ml
- 豆乳 ………… 100ml
- 酒 ………… 大さじ1
- 塩 ………… 小さじ1/2
- ゆずこしょう……… 適量

作り方

1. 春菊の茎は小口切り、葉の部分はざく切りにする。れんこんは皮つきのまま、1.5cm角に切る。
2. 鍋に春菊の茎、れんこん、あずき、だし汁、酒、塩を入れ、ふたをして5分ほど煮る。
3. 豆乳、春菊の葉、ゆずこしょうを入れ、ひと煮立ちさせる。

春菊のスープ

もずくのミネラルで免疫活性!

春菊ともずくと豆腐の味噌スープ

この成分でさらに効果アップ!

豆腐のレシチンで脳の老化を予防

豆腐に含まれるレシチンには、脳を活性化させる作用が。カロリーが低いだけでなく、記憶力や集中力も高めるスーパー食材です。

材料(2人分)

- 春菊 ……………… 1/4束
- もずく …………… 30g
- 豆腐 ……………… 1/3丁
- だし汁 …………… 400ml
- 酒 ………………… 大さじ1
- 味噌 ……… 大さじ1と1/2

作り方

1. 春菊の茎は小口切り、葉の部分はざく切りにする。
2. 鍋に春菊の茎、だし汁、酒を入れ、1分ほど煮たら豆腐をスプーンですくい入れる。
3. 春菊の葉ともずくを加え、ひと煮立ちさせたら味噌を溶き入れる。

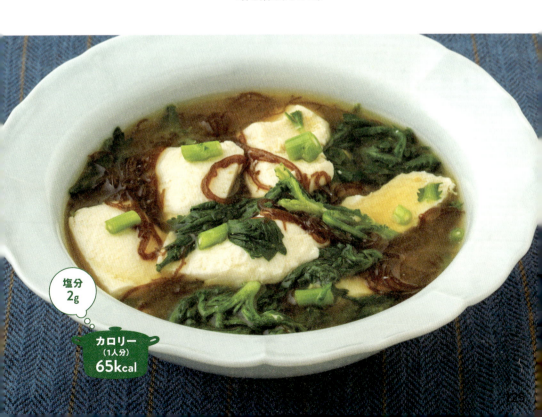

塩分 2g

カロリー(1人分) 65kcal

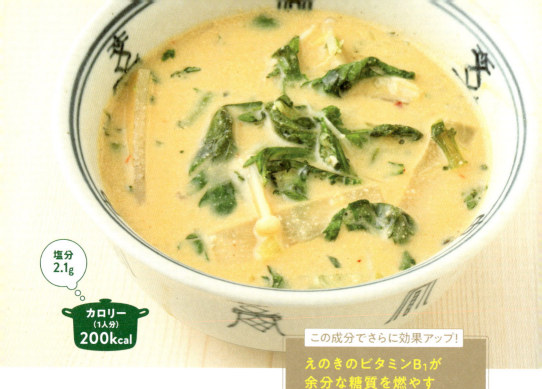

塩分 2.1g
カロリー(1人分) 200kcal

ごまの成分を効率的に吸収

春菊とえのきの担々スープ

この成分でさらに効果アップ！

えのきのビタミンB_1が余分な糖質を燃やす

えのきのビタミンB_1は、炭水化物をエネルギーに変えるのを助けます。同時にキノコキトサンが余分な脂肪の吸収を抑えてくれます。

材料(2人分)

- 春菊 ……………… 1/4束
- だいこん …………… 50g
- ねぎ ……………… 1/2本
- えのき ………… 小1パック
- だし汁 …………… 300ml
- 豆乳 ……………… 100ml
- 酒 ………………… 大さじ1
- **A**
  - 味噌 ………… 大さじ1と1/2
  - 練りごま ………… 大さじ2
  - 豆板醤 ………… 小さじ1/2

作り方

1. だいこんの皮、ねぎの青い部分はパックに入れておく。

2. 春菊の茎は小口切り、葉の部分はざく切り、だいこんは短冊切り、ねぎはみじん切りにする。えのきは細かくきざむ。

3. 鍋にえのき、だいこん、春菊の茎、だし汁、酒、**1**を入れ、ふたをして5分ほど煮る。

4. **A**を溶き入れる。ねぎ、春菊の葉、豆乳を加え、1分ほど煮る。

白澤抗加齢医学研究所所長
お茶の水健康長寿クリニック院長
医学博士
白澤卓二（しらさわ・たくじ）

1958年、神奈川県生まれ。1990年、千葉大学大学院医学研究科博士課程修了、医学博士。順天堂大学大学院医学研究科加齢制御医学講座教授を経て現職。専門は寿命制御遺伝子の分子遺伝学、アルツハイマー病の分子生物学、アスリートの遺伝子研究。日本のアンチエイジング研究の第一人者。著書は『100歳までボケない101の方法』（文藝春秋）、『アルツハイマー病　真実と終焉』（ソシム）、『アルツハイマー病が革命的に改善する33の方法』（飛鳥新社）、『Dr.白澤のアルツハイマー革命 ボケた脳がよみがえる』（主婦の友社）など300冊を超える。また、毎日新聞木曜夕刊、各企業誌などにアンチエイジングに関する記事を連載中。テレビ番組『世界一受けたい授業』『林修の今でしょ！ 講座』『この差って何ですか？』『モーニングCROSS』などに出演、わかりやすい医学解説が好評を博している。

栄養士・フードコーディネーター
落合貴子（おちあい・たかこ）

栄養士免許取得後、自然食品メーカーでカウンセリングなどを経てフードコーディネーターに。多数の料理家のアシスタントを務め、料理家として独立。テレビや雑誌などで「優しく・おいしく・楽しく」をモットーにレシピを提案している。キッチンスタジオにて料理教室も開催。近著に『超健康! 若返る! ラクうま「水煮缶」ダイエット』、『医者が教える やせる冷凍作りおき』（ともに宝島社）など。

STAFF

料理・スタイリング	落合貴子
料理アシスタント	sue、横山久美子、松岡裕美子
撮影	田辺エリ
イラスト	まつむらあきひろ
デザイン	chocolate.
編集	二平絵美、印田友紀、内田理惠（smile editors）

老けない体に生まれ変わる **奇跡の野菜スープ**

2018年10月 2日 第1刷発行
2021年 6月23日 第2刷発行

著者	白澤卓二
料理	落合貴子

発行人	蓮見清一
発行所	株式会社宝島社
	〒102-8388　東京都千代田区一番町25番地
	営業：03-3234-4621
	編集：03-3239-0928
	https://tkj.jp

印刷・製本	サンケイ総合印刷株式会社

本書の無断転載・複製を禁じます。乱丁・落丁本はお取り替えいたします。

©Takuji Shirasawa 2018
Printed in Japan
ISBN978-4-8002-8859-2

超健康！若返る！ ラクうま
「水煮缶」ダイエット

62レシピ

定価：本体1100円+税

白澤抗加齢医学研究所所長
お茶の水健康長寿クリニック院長・医学博士
白澤卓二

料理 落合貴子

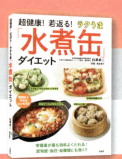

＼ 栄養ぎっしりの水煮缶を使ったやせるレシピ！ ／

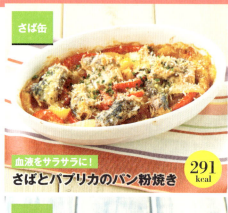

さば缶
血液をサラサラに！
さばとパプリカのパン粉焼き
291 kcal

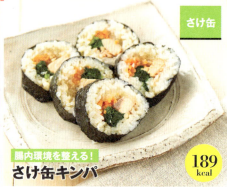

さけ缶
腸内環境を整える！
さけ缶キンパ
189 kcal

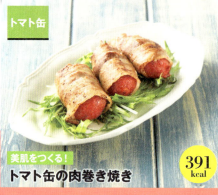

トマト缶
美肌をつくる！
トマト缶の肉巻き焼き
391 kcal

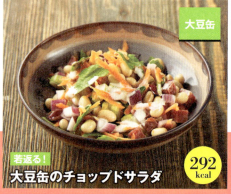

大豆缶
若返る！
大豆缶のチョップドサラダ
292 kcal

宝島社　お求めは書店、公式直販サイト・宝島チャンネルで。　宝島社 検索　好評発売中！